血液内科
ケーススタディー

編集

山梨大学臨床検査医学教授
尾崎由基男

山梨大学血液内科教授
小松則夫

山梨大学臨床教授
戸川　敦

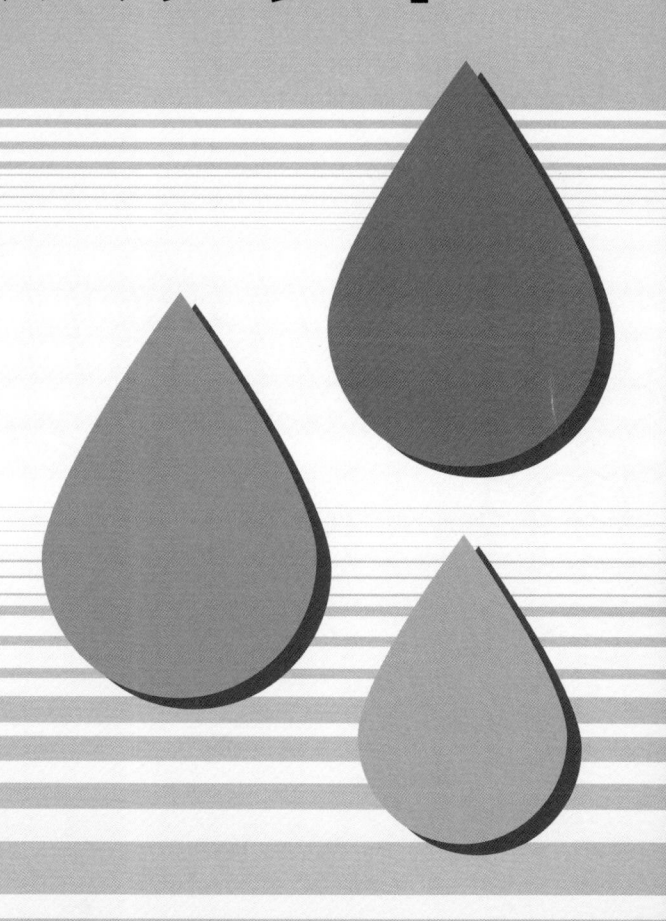

株式会社 新興医学出版社

末梢血塗抹標本・骨髄像 一覧

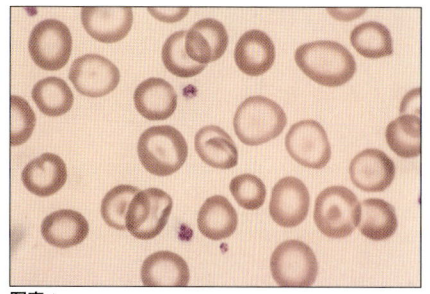

写真1

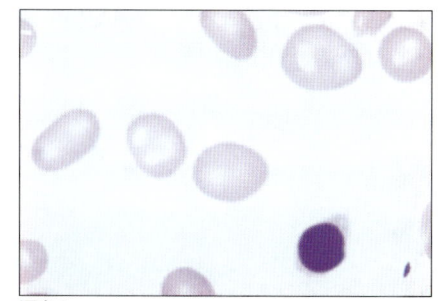

写真2

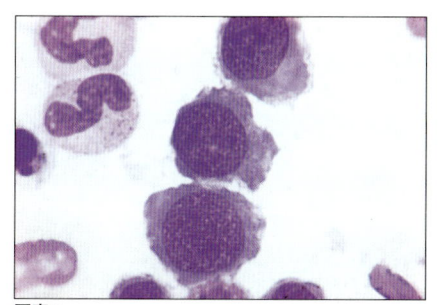

写真3

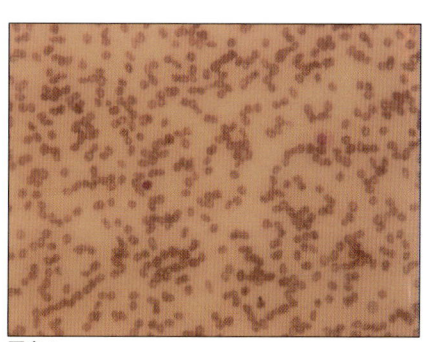

写真4

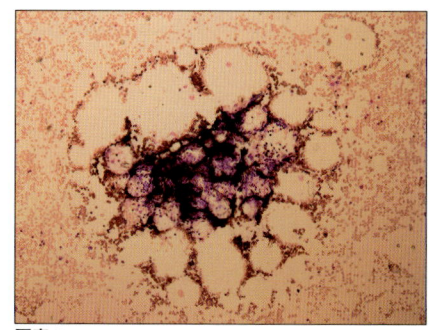

写真5

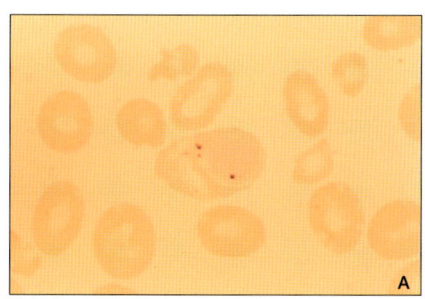

写真6

写真6 B

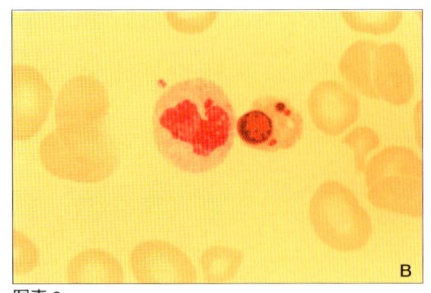

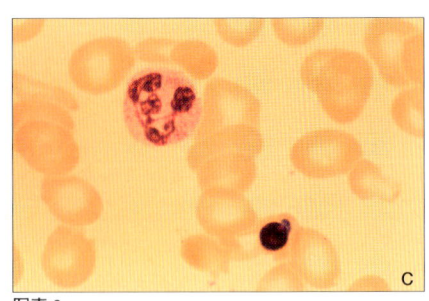

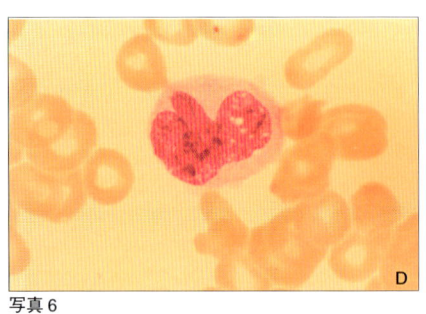

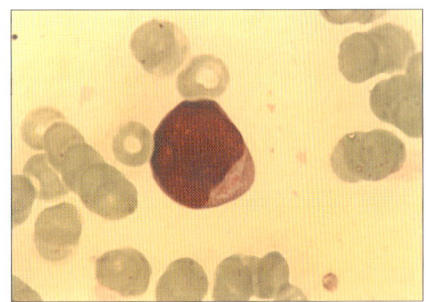

写真6 C

写真6 D

写真7

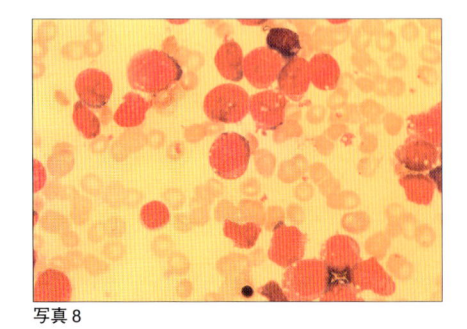

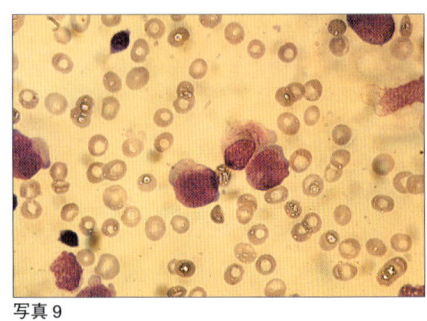

写真8

写真9

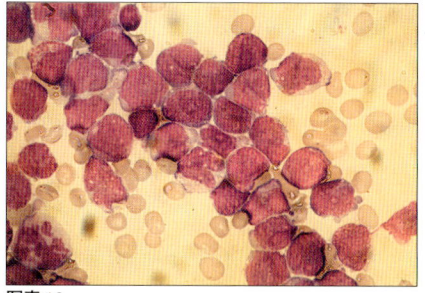

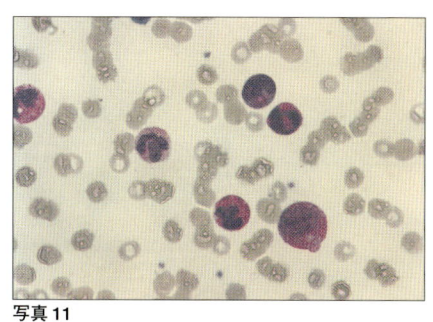

写真 10

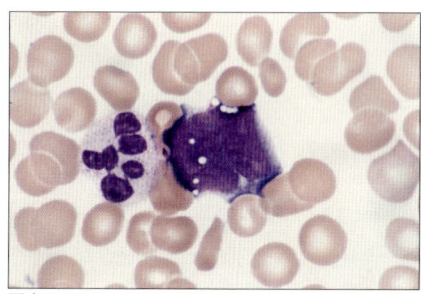

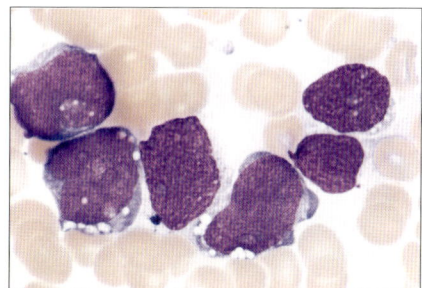

写真 11

写真 12

写真 13

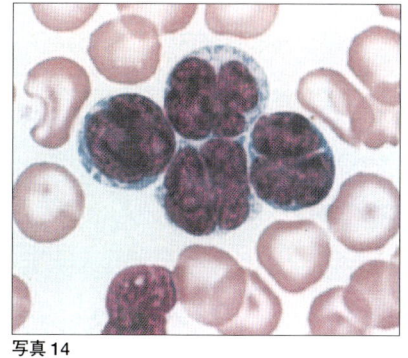

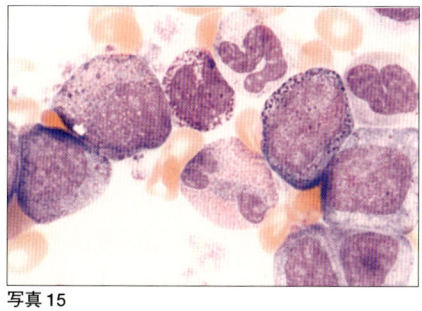

写真 14

写真 15

写真 16

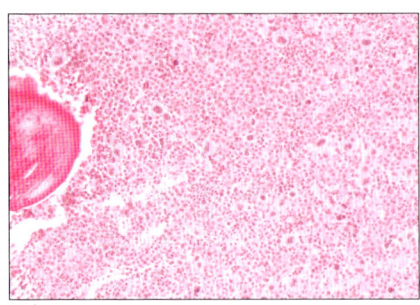

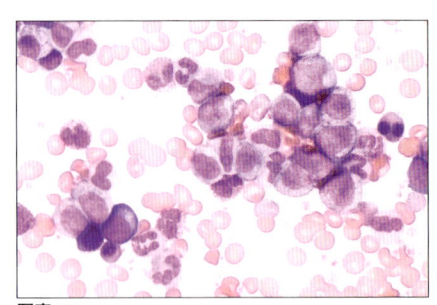

写真 17

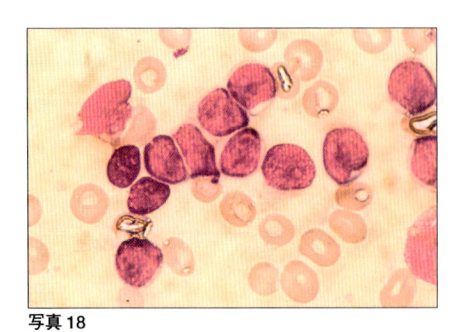

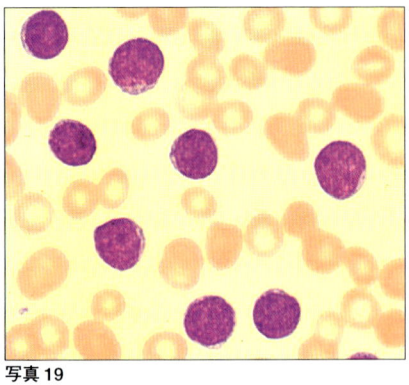

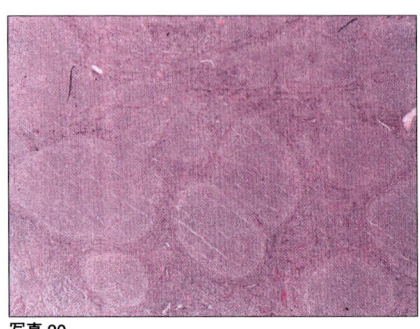

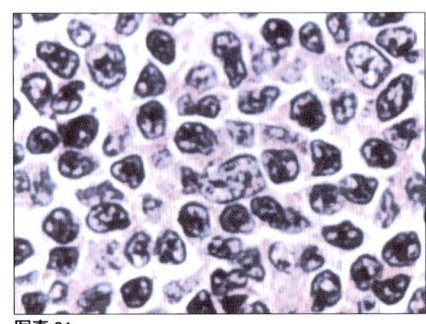

写真 18

写真 19

写真 20

写真 21

写真 22

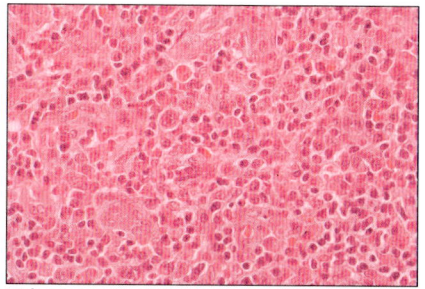

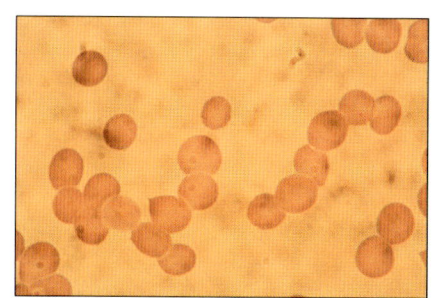

写真 23

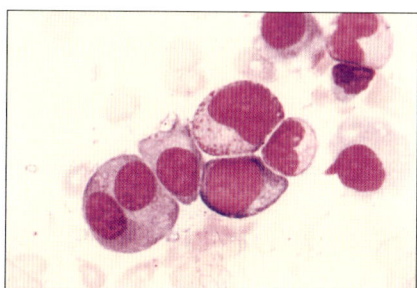

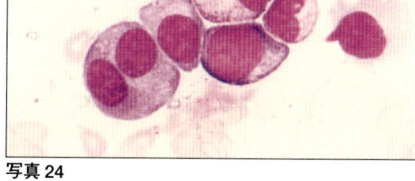

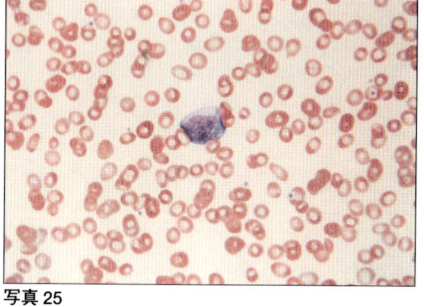

写真 24

写真 25

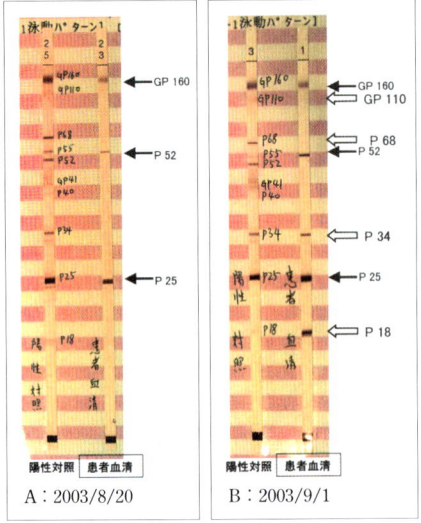

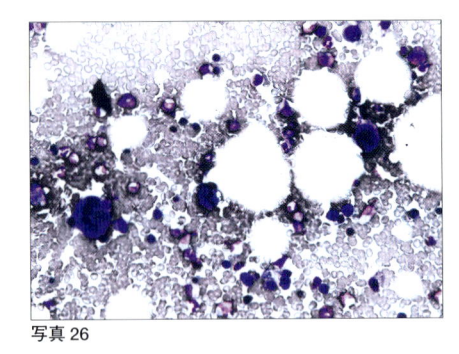

図

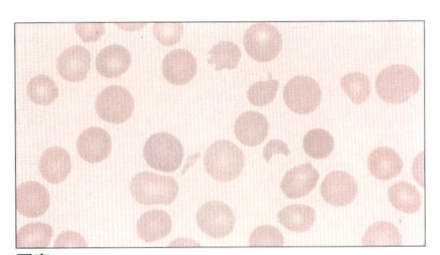

A：2003/8/20　B：2003/9/1

写真26

写真27

末梢血・骨髄・リンパ節生検像

写真 1	鉄欠乏性貧血	末梢血	(本文 2 ページ参照)
写真 2	巨赤芽球性貧血	末梢血	(本文 10 ページ参照)
写真 3	巨赤芽球性貧血	骨髄	(本文 11 ページ参照)
写真 4	再生不良性貧血	末梢血	(本文 20 ページ参照)
写真 5	再生不良性貧血	骨髄	(本文 21 ページ参照)
写真 6 A	骨髄異形成症候群	末梢血	(本文 50 ページ参照)
写真 6 B	骨髄異形成症候群	末梢血	(本文 51 ページ参照)
写真 6 C	骨髄異形成症候群	末梢血	(本文 51 ページ参照)
写真 6 D	骨髄異形成症候群	末梢血	(本文 51 ページ参照)
写真 7	急性骨髄性白血病	末梢血	(本文 58 ページ参照)
写真 8	急性骨髄性白血病	骨髄	(本文 59 ページ参照)
写真 9	急性前骨髄球性白血病	末梢血	(本文 66 ページ参照)
写真 10	急性前骨髄球性白血病	骨髄 (W-G 染色)	(本文 67 ページ参照)
写真 11	急性前骨髄球性白血病	末梢血	(本文 70 ページ参照)
写真 12	Ph/BCR-ABL 陽性急性リンパ性白血病	末梢血	(本文 72 ページ参照)
写真 13	Ph/BCR-ABL 陽性急性リンパ性白血病	骨髄	(本文 73 ページ参照)
写真 14	成人 T 細胞性白血病	末梢血	(本文 78 ページ参照)
写真 15	慢性骨髄性白血病	末梢血	(本文 86 ページ参照)
写真 16	慢性骨髄性白血病	骨髄生検	(本文 87 ページ参照)
写真 17	慢性骨髄性白血病	骨髄	(本文 87 ページ参照)
写真 18	慢性リンパ性白血病	末梢血	(本文 96 ページ参照)
写真 19	濾胞性リンパ腫	末梢血	(本文 104 ページ参照)
写真 20	濾胞性リンパ腫	リンパ節生検	(本文 106 ページ参照)
写真 21	濾胞性リンパ腫	リンパ節生検	(本文 106 ページ参照)
写真 22	血管免疫芽球性 T 細胞リンパ腫	リンパ生検	(本文 114 ページ参照)

写真 23	多発性骨髄腫	末梢血	(本文 118 ページ参照)
写真 24	多発性骨髄腫	骨髄	(本文 120 ページ参照)
写真 25	HIV による急性レトロウイルス症候群	末梢血	(本文 126 ページ参照)
図	HIV による急性レトロウイルス症候群	Western blot	(本文 128 ページ参照)
写真 26	特発性血小板減少性紫斑病	骨髄	(本文 135 ページ参照)
写真 27	血栓性血小板減少性紫斑病と溶血性尿毒症症候群	末梢血	(本文 144 ページ参照)

執筆者一覧
（執筆順）

戸川　　敦	山梨大学医学部臨床教授
小松　則夫	山梨大学医学部血液内科教授
竹迫　直樹	自治医科大学生化学
安藤　英之	独立行政法人国立病院機構甲府病院内科
矢崎　博久	国立国際医療センターエイズ治療研究開発センター
岡　　慎一	国立国際医療センターエイズ治療研究開発センター
柳　　光章	山梨大学医学部輸血部講師
尾崎　由基男	山梨大学医学部臨床検査医学教授
大西　達人	倉敷中央病院血液内科
上田　恭典	倉敷中央病院血液内科

はじめに

　臨床医も20～30年やっていると段ボール何箱分かの症例が集まります。コンピュータが今のように盛んでなかったので，大部分がスライドの形で残っており，その多くは研究会や学会発表，学生の講義などに用いたものです。これを整理する段階で本書の企画が立てられました。類書が多い中で診断へのステップを重視しました。読者はまず病歴，理学的所見，血算・生化学等の血液検査，末梢血塗抹標本をみて何病か推測します。早朝の褐色尿が夕方になるほど薄くなるなど夜間血色素尿症とすぐわかるやさしい症例もありますが，診断の難しい症例もあります。血管免疫芽球性T細胞リンパ腫などは臨床医だけでは診断不可で病理医の協力が必要です。

　診断へのプロセスについて，百人百様のプロセスがあると思いますが，ここに述べられているのはまずは常識的なプロセスと思います。診断に至るプロセスの項でみられる図表は血液病の基礎知識を示し，血液疾患に携わる者にとってア・プリオールな知識と言えます。次にあげられている病気の概論で，その病気のすべてを述べているのでなく，現在問題となっている事項を中心として述べました。

　血液疾患を理解するには病理学，薬理学，生化学，免疫学，遺伝学，分子生物学，骨代謝学などの知識が必要です。たとえば悪性リンパ腫の新WHO分類は病理学を土台においた免疫学，分子生物学的分類です。急性前骨髄球性白血病の分化誘導療法は，レチノイン酸とPML-RAR α遺伝子の分子生物学的な関わりあいから生まれた治療法であり，また再生不良性貧血の多くが免疫抑制療法により改善されることから細胞性免疫（細胞障害性T細胞）や液性免疫（自己抗体？）の知識が病態の解析に不可欠です。イマチニブの理解に薬理学―分子創薬的な思考が要求され，骨髄腫細胞と骨破壊の関係は骨代謝学の一大課題です。このようにちょっと例を挙げただけでも何か面倒で辛気くさく，血液疾患が日常診療のなかで敬遠される由縁だろうと思われます。

　病態の理解に多少困難が伴うのはやむをえないとして，血液疾患の診断は比較的容易です。理由は対象となる検体―血液が手に入りやすいからでしょう。1枚の末梢血塗抹標本により実にさまざまなことがわかります。赤血球が大きいか（巨赤芽球性貧血），小球性低色素性か（鉄欠乏性貧血，鉄芽球性貧血），赤血球

の形が変化して球状（遺伝性球状赤血球症），楕円形（遺伝性楕円赤血球症），奇形か（有棘赤血球症，赤血球破砕症候群など），好中球の脱顆粒や過分葉などの形態異常があるか（骨髄異形成症候群など），好酸球や好塩基球増加がみられるか（アレルギーや寄生虫疾患，慢性骨髄性白血病），巨大血小板があるか（Bernard–Soulier症候群，骨髄異形成症候群）などさまざまな疾患が推測されます。このように1枚の末梢血塗抹標本から血液疾患の診断に至ることが多いので本書では大部分の症例呈示の場に末梢血塗抹標本を付しました。

　本書を書き終えて思ったことは，もっといろいろな血液病をきちんとみて記録に残しておけば良かったということです。

　ともあれ本書が血液病にたずさわる人々にとって一助となることを願ってやみません。

　本書の完成にあたって新興医学出版社の林峰子氏の多大な尽力がありました。伏して感謝いたします。

　　平成17年12月吉日

編著者一同

目 次

I．赤血球編

CASE 1	体動時息切れを訴える 36 歳女性	1
CASE 2	労作時息切れを訴える 73 歳男性	9
CASE 3	全身倦怠感，汎血球減少症で紹介された 77 歳男性	19
CASE 4	全身倦怠感，労作時動悸を訴えて来院した 24 歳女性	27
CASE 5	褐色尿と労作時動悸を訴える 50 歳男性	35
CASE 6	頭痛・めまい・顔面紅潮を訴える 49 歳男性	41

II．白血球編

CASE 1	労作時息切れと汎血球減少症がみられた 70 歳女性	49
CASE 2	出血傾向，全身倦怠感を訴える 54 歳女性	57
CASE 3	動悸，息切れ，全身紫斑，歯肉出血を認める 50 歳女性	65
CASE 4	皮下出血斑，鼻出血を訴える 62 歳男性	71
CASE 5	呼吸困難，全身リンパ節腫脹をきたした 79 歳女性	77
CASE 6	体動時息切れと白血球増多をきたした 70 歳男性	85
CASE 7	白血球（リンパ球）増加で来院した 76 歳男性	95
CASE 8	全身リンパ節腫脹をきたした 38 歳女性	103
CASE 9	全身倦怠感，全身リンパ節腫脹がみられる 88 歳男性	111
CASE10	貧血と大腿骨頸部骨折をきたした 63 歳女性	117
CASE11	発疹，肝機能障害，意識障害をきたした 35 歳男性	125

Ⅲ. 血小板・出血・凝固編

CASE 1　紫斑と月経過多を主訴に来院した 48 歳の女性 ············133
CASE 2　多彩な神経症状と貧血，血小板減少を示した 31 歳の女性 ··143
CASE 3　関節内出血を繰り返し歩行障害をきたした 24 歳男性 ······151

CASE 1

I. 赤血球編

体動時息切れを訴える 36 歳の女性

■症例■

36歳，女性，主婦
主訴：体動時息切れ
既往歴：貧血
家族歴：夫，子供とも健康
嗜好：肉・魚好きでない

■現病歴■

　妊娠時に貧血を指摘され，造血剤を投与された。生理が不順で2週間前の生理終了時より主訴出現。

■理学的所見■

　体温36.6 ℃，脈拍86/分・整，血圧 110/58 $mmHg$。皮膚，眼瞼結膜貧血様，黄疸なし。心尖部で駆出性雑音（Levine 2/Ⅵ）聴取。腹部軟，疼痛なし。肝脾腫・リンパ節腫触知せず。下腿浮腫なく，神経学的所見も正常。

初診時検査所見

末梢血		生化学	
RBC	$410 \times 10^4/\mu l$	総蛋白	7.5 g/dl
Hb	8.9 g/dl	アルブミン	4.2 g/dl
Ht	30.0 %	A/G	1.3
MCV	73.2 fl	総ビリルビン	0.88 mg/dl
MCH	21.7 pg	AST	19 IU/l
MCHC	29.7 g/dl	ALT	14 IU/l
Ret	$5.76 \times 10^4/\mu l$	LDH	156 IU/l
WBC	$3,490/\mu l$	ALP	181 IU/l
好中球	61.0 %	γ-GTP	13 IU/l
リンパ球	31.0 %	UA	4.1 mg/dl
単球	8.0 %	Cr	0.39 mg/dl
Plt	$23.2 \times 10^4/\mu l$	BUN	9 mg/dl
尿		Na	141 mEq/l
蛋白	±	K	3.9 mEq/l
糖	−	Cl	108 mEq/l
ウロビリノーゲン	±	血糖	86 mg/dl
沈渣	異常なし	CRP	0.1 mg/dl

写真1　末梢血塗抹標本（巻頭カラー参照）

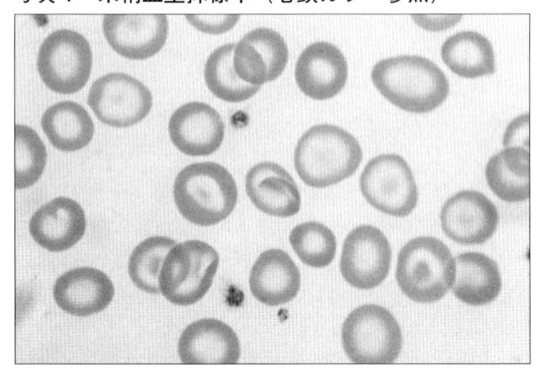

I. 診断へのプロセス

　理学的所見で皮膚，粘膜に貧血を認め，心尖部に駆出性雑音を聴取することから，体動時息切れは貧血によるものと考えられる。貧血をきたす疾患の分類は赤血球指数によるものがよい。

赤血球指数による貧血の分類

1. 小球性低色素性貧血
    （MCV < 80 fl，MCHC < 30 g/dl）
    1) 鉄欠乏性貧血
    2) 鉄芽球性貧血
    3) サラセミア
    4) 無トランスフェリン血症
    5) 慢性炎症・感染・腫瘍に伴う貧血

2. 正球性正色素性貧血
    （MCV 80 〜 100 fl，MCHC 30 〜 35 g/dl）
    1) 溶血性貧血
    2) 急性出血
    3) 造血器腫瘍，その他の悪性腫瘍
    4) 骨髄異形成症候群
    5) 再生不良性貧血
    6) 赤芽球癆
    7) 骨髄線維症
    8) 慢性疾患に伴う貧血

3. 大球性正色素性貧血
    （MCV > 100 fl，MCHC 30 〜 35 g/dl）
    1) 巨赤芽球性貧血
        ① ビタミンB_{12}欠乏
        ② 葉酸欠乏
    2) 非巨赤芽球性大球性貧血
        ① 再生不良性貧血
        ② 骨髄異形成症候群
        ③ 溶血性貧血
        ④ 肝疾患

本例のMCV，MCHCは73.3 fl，29.7 g/dlで小球性低色素性貧血ということになる。標本上でも小さくて色の薄い中抜けの赤血球が多数みられ，さらに大小不同 anisocytosis・奇型赤血球 poikilocytosis も認められる。

小球性低色素性貧血で圧倒的に頻度の高い病気は鉄欠乏性貧血である。鉄欠乏性貧血の成因を並べると，

1. **鉄摂取不足**
   肉・魚がきらい，経済的理由で食べない。
2. **鉄の吸収障害**
   胃切除，吸収不良症候群
3. **出血**
   生理不順（月経過多），消化管出血（炎症，潰瘍，ポリープ，腫瘍），痔
4. **鉄需要量の増大**
   成長，妊娠，授乳

のようになる。本例でみると肉・魚がきらい，生理不順（月経過多）と鉄摂取不足と出血の2つを満たしている。

まず鉄欠乏性貧血と診断して間違いないと考え血清鉄，TIBC，血清フェリチンの追加オーダーをした後，今夜からの服薬開始のため処方を行った。

2週間後来院の際，服薬を確認後の血算では，Hb 9.8 g/dl，MCV 75.0 fl，MCHC 30 g/dlと改善がみられ，鉄欠乏性貧血の治療的診断が出来た。なお追加オーダーした血清鉄，TIBC，フェリチンの値はそれぞれ7 μg/dl，512 μg/dl，4 ng/mlで下表にみるように鉄欠乏性貧血に相当した。

小球性低色素性貧血を起こす疾患の鑑別

	血　清　鉄	総鉄結合能	血清フェリチン
鉄欠乏性貧血	↓	↑	↓
慢性炎症・感染・腫瘍に伴う貧血	↓	↓	↑
鉄芽球性貧血	↑	→	↑
サラセミア	→	→	→

Ⅱ. 概説　　　　　　　　　　　　　　鉄欠乏性貧血

❶症状

　鉄欠乏性貧血に限らない，貧血の一般的症状がみられる。すなわち皮膚，眼瞼結膜，爪，口腔粘膜の色調が薄れ顔面蒼白などがみられる。組織の酸素不足により易疲労感，めまい，頭痛，胸痛，息切れ，浮腫などが，また貧血の代償として生ずる心症状，動悸，駆出性雑音がみられる。

　鉄欠乏性貧血に比較的特徴的なものとして土，氷などを好んで口にする異食症（pica），多動・苛立ちなどの精神症状，爪変形（flat nail, spoon nail）がある。口角炎，舌炎をともなう嚥下障害は Plummer-Vinson 症候群と呼ばれ，上部食道のひだ形成（postcricoid esophageal web）がみられる。

❷治療

　鉄剤投与には経口投与と静脈内投与があるが，ほとんどの場合経口投与で済む。表1に我が国で使用されている鉄剤を示す。経口鉄剤は一般に胃腸障害が強く，これは遊離鉄イオンが胃腸粘膜を刺激するためである。その点フェロミアは非イオン型鉄剤なので胃腸障害が少なく，長期服用が可能である。それでも胃腸障害をきたす人にはインクレミンシロップないしフェロミア顆粒を処方し，胃腸障害が起きない少量を連日服用するよう指導する。

　胃腸障害がこなくて1日標準量 200 mg を連日服用すると，5〜10日後に網赤血球が5〜10％に増加し（網赤血球分利），Hb 濃度が週あたり 0.5〜1.0 g/dl の改善を示す。

　鉄剤静注の副作用として，ショック，発熱，皮疹，頭痛などがある。

表1　我が国で使用されている鉄剤

1. 経口用鉄剤	
硫酸鉄	スローフィー錠
	テツクールS錠
	フェーマス錠
	フェロ・グラデュメット錠
	フェロリタード錠
フマル酸第1鉄	フェルムカプセル
クエン酸第1鉄ナトリウム	フェロミア錠/顆粒
溶性ピロリン酸第2鉄	インクレミンシロップ
2. 注射用鉄剤	
コンドロイチン硫酸・鉄コロイド	ブルタール注
シデフェロン	フェリコン注
含糖酸化鉄	フェジン注

　フェロミアは非イオン型鉄剤なのでイオン型鉄剤のように胃腸粘膜を刺激しない。フェロミア顆粒やインクレミンシロップは投与量を自由に調整できるので，ほぼ全員の患者に副作用が出ないよう持続投与できる。

❸体内における鉄の旅

　体内における鉄の分布をみると総鉄量の67％（2.5 g）はヘモグロビン鉄で，貯蔵鉄（フェリチン，ヘモジデリン）を含めると総鉄量の94％を占めている。

　体内鉄代謝は閉鎖回路を形成していて，必要な鉄の大部分は網内系細胞の処理によって遊離された老廃赤血球の鉄の再利用によってまかなわれている。

　1日の食物中に含まれる鉄は $10 \sim 20\ mg$ で，その $5 \sim 10$％（$1 \sim 1.5\ mg$）が吸収される。鉄欠乏状態で吸収率は $30 \sim 40$％に上がる。鉄はおもに十二指腸と空腸上部で吸収される。ヘモグロビンやミオグロビンなどヘム鉄は腸管内でヘムが離れて腸上皮細胞内に移行し，ポルフィリン環がはずれて2価鉄となる。非ヘム鉄は無機鉄となり腸管内で還元されて2価鉄となって腸上皮細胞に吸収される。腸上皮細胞内の2価鉄は3価鉄となって血中に移行するか，細胞内のアポフェリチンと結合しフェリチンとして細胞内に止まる。

　血中に出た3価鉄はトランスフェリンと結合し，おもに骨髄の赤芽球に運ばれる（図1）。

　トランスフェリンは分子量 $75,000 \sim 77,000$ の血清蛋白で，およそ $300\ \mu g/dl$

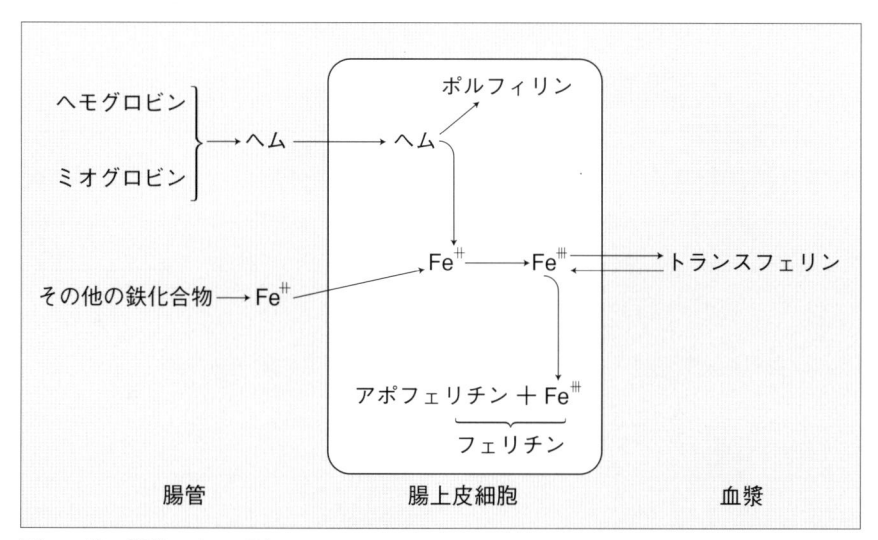

図1　鉄の腸管からの吸収

くらいの濃度で正常人血清中に含まれ，そのほぼ1/3，約100 $\mu g/dl$ が鉄と結合している。これを血清鉄と呼び，鉄と結合していないトランスフェリンを不飽和鉄結合能（unsaturated iron binding capacity；UIBC），両者併せて総鉄結合能（total iron binding capacity；TIBC）と呼んでいる。

（戸川　敦）

MEMO
網赤血球の表現法

網赤血球を表現するのに本書のように絶対数で表すか，‰ないし％で表す。貧血のない正常人の場合どちらで表現されても困らないが，貧血がある場合，‰ないし％で表されても網赤血球が増えているのか減っているのかすぐにはわからない。正常人の網赤血球数は大体5万/μl前後とされているので，絶対数をみれば赤血球が盛んにつくられているのかいないかすぐわかる。

CASE 2

I. 赤血球編

労作時息切れを訴える73歳男性

■症例■
73歳，男性
主訴：体動時息切れ，下肢のしびれ感
既往歴：特記することなし
家族歴：特記することなし

■現病歴■
　5ヵ月前より易疲労感を覚えるようになった。3週間前より労作時息切れ，舌の疼痛，両下肢のしびれ感が出現し近医受診。高度の貧血と共に汎血球減少症が認められ入院した。

■理学的所見■
　体温36.4℃，脈拍76/分・整，血圧116/76 mmHg。皮膚，眼瞼結膜蒼白，眼球結膜黄疸あり。舌に発赤と乳頭萎縮をみる。肺音正常，心尖部に収縮期雑音（Levine 2/Ⅵ）聴取。腹部平坦，軟，肝脾腫触知せず。下腿浮腫あり。神経学的所見で両下肢のビリビリ感，振動覚の低下，膝蓋腱反射，アキレス腱反射の消失がみられ，Romberg症状陽性。

入院時検査所見

末梢血		
RBC		$105 \times 10^4/\mu l$
Hb		4.8 g/dl
Ht		14.4 %
MCV		137.1 fl
MCH		45.7 pg
MCHC		33.3 g/dl
Ret		$2.1 \times 10^4/\mu l$
WBC		3,800/μl
	杆状核球	2 %
	分葉核球（過分葉核あり）	48 %
	好酸球	1 %
	単球	4 %
	リンパ球	45 %
Plt		$9.1 \times 10^4/\mu l$
尿		
	蛋白	−
	糖	−
	ウロビリノーゲン	±

生化学	
総蛋白	6.9 g/dl
アルブミン	3.8 g/dl
A/G	1.2
総ビリルビン	2.6 mg/dl
間接ビリルビン	1.9 mg/dl
AST	28 IU/l
ALT	17 IU/l
LDH	1,251 IU/l
ALP	181 IU/l
γ-GTP	13 IU/l
BUN	18 mg/dl
Cr	0.9 mg/dl
UA	5.2 mg/dl
Na	148 mEq/l
K	4.0 mEq/l
Cl	106 mEq/l
Ca	8 mg/dl
CRP	0.2 mg/dl
ハプトグロビン	< 10 mg/dl

写真2　末梢血塗抹標本（巻頭カラー参照）

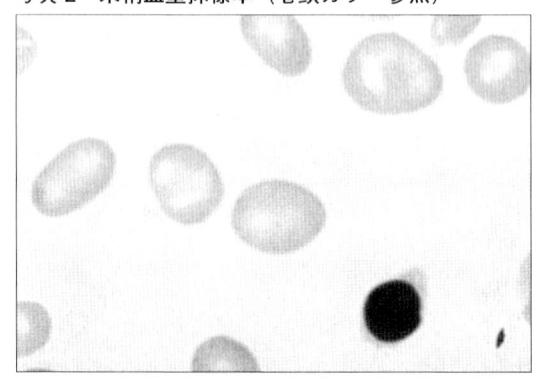

I. 診断へのプロセス

　高度の貧血は大球性正色素性である。好中球に過分葉核がみられる。間接ビリルビン，LDH 高値，ハプトグロビン低値は溶血か無効造血による血球の大量崩壊を推測させる。大球性正色素性貧血をきたす疾患として巨赤芽球性貧血やアルコール中毒，肝疾患がある。ビタミン B_{12} や葉酸欠乏による巨赤芽球性貧血がもっとも頻度の高いことから，それらの血中濃度の測定と骨髄穿刺を行った。

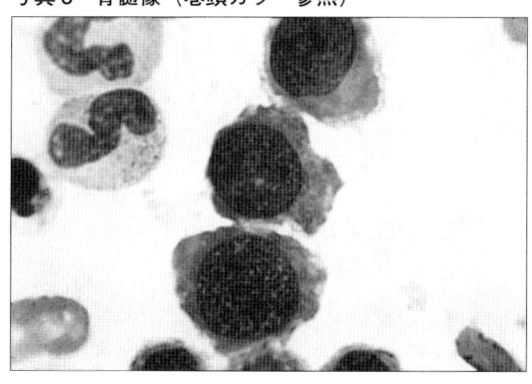

写真3　骨髄像（巻頭カラー参照）

骨髄所見

有核細胞数	$17.7 \times 10^4/\mu l$	大球性赤芽球	
巨核球	$10/\mu l$	好塩基性	3.2 %
M/E 比	0.83	多染性	10.6 %
骨髄芽球	0.8 %	正染性	6.0 %
前骨髄球	1.0 %	正球性赤芽球	
骨髄球	6.2 %	好塩基性	4.6 %
後骨髄球	7.6 %	多染性	17.5 %
杆状核球	10.2 %	正染性	10.9 %
分葉核球	5.7 %		
好酸球	1.0 %	ビタミン B_{12}	54 pg/ml (233〜914)
好塩基球	1.4 %	葉酸	7.1 ng/ml (2.4〜9.8)
単球	1.2 %		
リンパ球	11.3 %		
前赤芽球	0.4 %		

　骨髄像で巨赤芽球や巨大後骨髄球，巨大杆状核球がみられることより巨赤芽球性貧血と診断できる。原因はビタミン B_{12} 欠乏による。上部消化管内視鏡検査で胃の内因子産生欠如をきたす悪性貧血であることが明らかとなった。

II. 概説　　巨赤芽球性貧血

❶病因・病態

　ビタミン B_{12} ないし葉酸欠乏により大球性正色素性貧血と骨髄に巨赤芽球がみられる貧血症を巨赤芽球性貧血という。病因のうちのおもなものを表に掲げた。

巨赤芽球性貧血の原因

1. ビタミンB_{12}欠乏
   1) 摂取不足（菜食主義者）
   2) 内因子欠乏
      悪性貧血
      胃全摘
   3) 小腸病変
      吸収不良症候群（炎症，小腸切除など）
      細菌・寄生虫との競合（blind loop syndrome,広節裂頭条虫症など）

2. 葉酸欠乏
   1) 摂取不足（慢性アルコール中毒，非経口栄養）
   2) 需要増大（妊娠，造血亢進，悪性腫瘍）
   3) 吸収障害
      小腸病変
      薬物（抗けいれん薬，経口避妊薬）

3. 薬剤によるDNA合成障害
   1) 葉酸拮抗薬（メソトレキセート）
   2) プリン拮抗薬（ロイケリン，イムラン，チオイノシン）
   3) DNAポリメラーゼ拮抗薬（シタラビン）

4. 先天性代謝異常
   Lesch-Nyhan症候群，オロトン酸尿症

　ビタミン B_{12} 欠乏をきたす疾患の大部分は悪性貧血と胃切除後である。悪性貧血は60歳以上の高齢者に好発し，胃内視鏡検査で萎縮性胃炎と無酸症がみられる。このため胃壁細胞が減少し，内因子が産生されなくなってビタミン B_{12} の吸収が阻害される。患者血清中に抗内因子抗体，抗胃壁細胞抗体などの自己抗体がみられ，発症に自己免疫学的な機序が考えられている。

葉酸欠乏をきたす原因の中で妊娠による需要の増大が重要である。

代謝拮抗薬によっても巨赤芽球性貧血は生ずる。葉酸代謝拮抗薬としてメソトレキセートが，プリン代謝拮抗薬としてロイケリン，イムラン，チオイノシンが，ピリミジン代謝拮抗薬として5-FUの系統，DNAポリメラーゼ拮抗薬としてシタラビンなどがある。

このほか巨赤芽球性貧血ではないが巨赤芽球様変化をきたす疾患として赤白血病，骨髄異形成症候群などがある。

❷診断・病態・検査

末梢血塗抹標本で大球性貧血や好中球の過分葉がみられる。骨髄穿刺を行って巨赤芽球，巨大後骨髄球，巨大杆状核球をみて巨赤芽球性貧血の診断に至る。

無効造血で血球破壊が生じそのためLDHや間接ビリルビン高値，ハプトグロビン低値となり，また末梢血で網赤血球数の減少，病気の進展により汎血球減少症がみられるようになる。血清ビタミンB_{12}値と葉酸値を測定しどちらが欠乏しているかをみる。

舌乳頭萎縮（Hunter舌炎とよばれる）など消化器症状がみられる場合，悪性貧血を疑い抗胃壁細胞抗体，抗内因子抗体を検査する。Schilling試験により内因子欠乏によるビタミンB_{12}の吸収障害を証明する。方法は放射性コバラミン（$^{57}CoB_{12}$）を経口投与し，投与してから2時間以内に非放射性コバラミンを筋注し，さらにその24時間以内の尿中に排泄された放射活性（^{57}Co）を測定する。$^{57}CoB_{12}$吸収能は悪性貧血で3％以下（正常値11～40％）と低く，内因子と共に経口投与すると$^{57}CoB_{12}$の吸収率は正常化する。

吸収されたビタミンB_{12}は細胞内で補酵素型のデオキシアデノシルコバラミン（Ado-B_{12}）やメチルコバラミン（CH_3-B_{12}）になる。Ado-B_{12}はプロピオン酸-コハク酸代謝経路のメチルマロニルCoAムターゼの補酵素として作用している。従ってB_{12}の欠乏はこの代謝経路を阻害し，大量のメチルマロン酸が血中，尿中に出現することになる。L-バリンの負荷によりメチルマロン酸の尿中排泄量が増える（図1）。

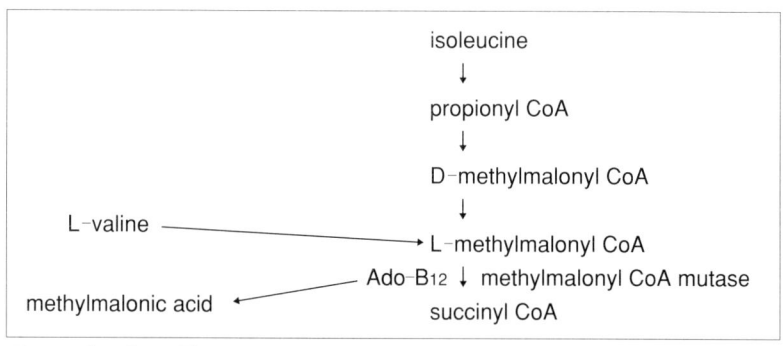

```
                    isoleucine
                        ↓
                    propionyl CoA
                        ↓
                    D-methylmalonyl CoA
                        ↓
L-valine ─────────→ L-methylmalonyl CoA
                   Ado-B12 ↓ methylmalonyl CoA mutase
methylmalonic acid ←────
                    succinyl CoA
```

図1　プロピオン酸―コハク酸代謝経路
Ado-B12：5-deoxyadenosyl cobalamine

　もう1つの補酵素メチルコバラミンは，メチルTHFがTHFに変換されるときに働く。THFは5,10-メチレンTHFとなり，これは *de novo* DNA合成経路でdUMPがdTMPに移行する際に必須である（図2）。従ってビタミンB12が欠乏すると葉酸が利用出来なくなり，その結果DNA合成が阻害され細胞の増殖障害が生ずる。ビタミンB12欠乏による合成障害は増殖の盛んないずれの細胞でもみられ，血球でも白血球系，血小板系にもみられる。
　ちなみに本症におけるこれらの検査の結果をみてみると，以下の通りであった。

Schilling 試験	1.31 %
内因子加 Schilling 試験	25.3 %
胃生検	胃粘着萎縮
抗内因子抗体	246 U/ml
抗胃壁細胞抗体	×8

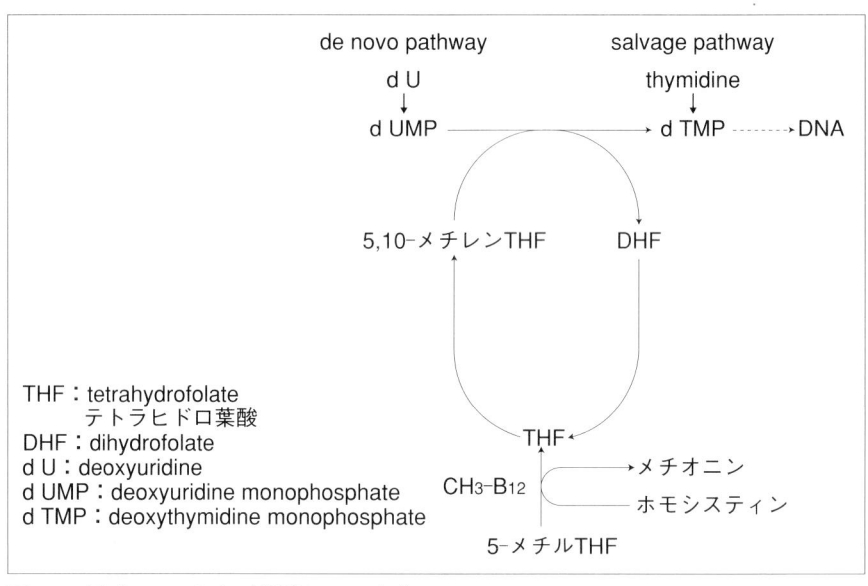

```
                de novo pathway      salvage pathway
                      d U              thymidine
                       ↓                  ↓
                    d UMP ─────────→ d TMP ┄┄┄→ DNA
                         ╲              ↑
                          ╲             │
                   5,10-メチレンTHF    DHF
                           
THF：tetrahydrofolate
　　テトラヒドロ葉酸
DHF：dihydrofolate
d U：deoxyuridine                    THF ←─→ メチオニン
d UMP：deoxyuridine monophosphate   CH₃-B₁₂      ホモシスティン
d TMP：deoxythymidine monophosphate
                                   5-メチルTHF
```

図2　ビタミンB_{12}および葉酸とDNA合成

❸悪性貧血の理学的所見

　悪性貧血のおもな症状は貧血症状，消化器症状，神経症状などである。消化器症状として舌乳頭の萎縮による舌の発赤，疼痛，萎縮性胃炎による食欲不振，胃部不快感，悪心がある。神経症状として髄鞘変性引き続き生ずる軸索破壊と脊髄の後索および側索の脱髄性疾患と考えられる亜急性連合性脊髄変性症がある。最初は四肢末端，続いてglove and stocking型の知覚異常，触覚，温度覚の異常，後索障害の振動覚，位置覚の障害，Romberg症状などが出現する。進行すると側索障害の筋力低下，痙性歩行，Babinski反射などがみられるようになる。

❹治療

悪性貧血のような内因子欠乏の状態ではビタミン B_{12} の筋肉内投与以外に方法はない。2〜3週間連日 B_{12} 製剤を投与し，しかる後3ヵ月に1回筋注しこれを一生続ける（図3）。

葉酸は経口で数週間飲み続ける。

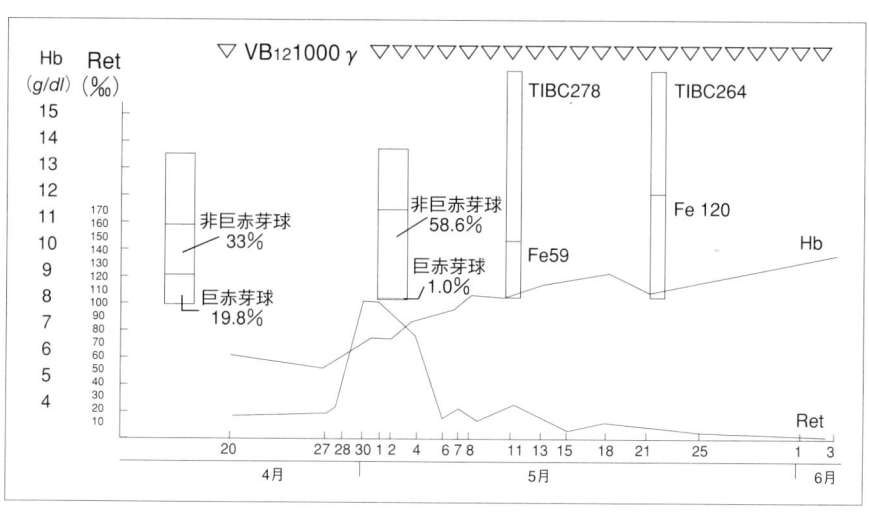

図3　臨床経過

（戸川　敦）

Ⅰ. 赤血球編

CASE 3

全身倦怠感，汎血球減少症で紹介された77歳男性

■症例■

77歳，男性
主訴：労作時息切れ，全身倦怠感
既往歴：くも膜下出血

■現病歴■

　1999年10月以来高血圧で近医受診中。2001年6月の血算はRBC 395万，Hb 13.8 g/dl，Ht 39.7%，Plt 15.4万/μlであった。同年12月頃より全身倦怠感，労作時息切れを覚えるようになり軽度貧血を指摘された（RBC 250万，Hb 11.1 g/dl，Ht 27.9%，Plt 9.6万/μl）。翌年1月になると食欲不振も加わり1月21日 RBC 221万，Hb 9.5 g/dl，Ht 25.1%，Ret 5.7万/μl，WBC 4,200（分葉核球20%，杆状核球4%，好酸球1%，単球2%，リンパ球73%），Plt 4.1万/μlと次第に汎血球減少症が明らかとなって，精査，治療のため当科入院。

■理学的所見■

　体温36.5℃，脈拍63/分・整，血圧110/50 mmHg。皮膚・眼瞼結膜貧血様，黄疸なし。心肺異常なく腹部軟，疼痛なし。肝脾腫・リンパ節腫触知せず。下腿浮腫なく，神経学的所見も正常。

入院時検査所見

末梢血		生化学	
RBC	$183 \times 10^4/\mu l$	TP	7.9 g/dl
Hb	7.2 g/dl	Alb	4.4 g/dl
Ht	20.7 %	T-Bil	1.47 mg/dl
MCV	113.1 fl	AST	16 IU/l
MCH	39.3 pg	ALT	10 IU/l
MCHC	34.8 g/dl	LDH	150 IU/l
Ret	$1.49 \times 10^4/\mu l$	ALP	231 IU/l
WBC	3,010/μl	Ch-E	287 IU/l
分葉核球	31.8 %	γ-GTP	22 IU/l
リンパ球	61.0 %	UA	5.1 mg/dl
好酸球	0.2 %	Cr	0.73 mg/dl
好塩基球	1.3 %	BUN	15 mg/dl
単球	3.6 %	Na	136 mEq/l
Plt	$2.3 \times 10^4/\mu l$	K	4.2 mEq/l
PT	12.6 sec	Cl	105 mEq/l
aPTT	29.4 sec	T-cho	158 mg/dl
Fib	309.1 mg/dl	TG	69 mg/dl
FDP	5.0 $\mu g/ml$	HDL-C	45 mg/dl
		CRP	0.5 mg/dl

写真4　末梢血塗抹標本（巻頭カラー参照）

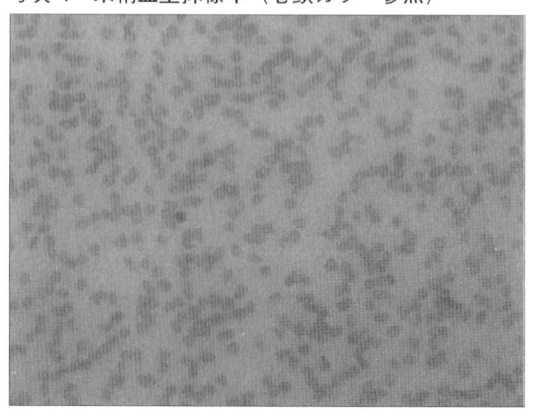

I. 診断へのプロセス

　大球性貧血，白血球特に顆粒球減少，血小板減少と汎血球減少症がみられる。汎血球減少症のみられる疾患として表にみられるように再生不良性貧血，骨髄異形成症候群，癌の骨髄転移などがある。

汎血球減少症の成因とおもな疾患

造血幹細胞の異常	発作性夜間血色素尿症
骨髄微小環境の異常	再生不良性貧血
腫瘍による骨髄置換	急性白血病，癌の骨髄転移
無効造血によるもの	骨髄異形成症候群，巨赤芽球性貧血
血球寿命の短縮	脾機能亢進症によるもの 　うっ血脾 　　門脈圧亢進症（Banti症候群） 　　肝硬変，慢性うっ血性心不全 　感染脾 　　粟粒結核，亜急性細菌性心内膜炎，マラリア 　脾臓への異常物質の沈着 　　Gaucher病，Niemann-Pick病，脾アミロイドーシス

　これらの疾患を鑑別するため骨髄穿刺を行い骨髄像の検討，骨髄細胞の染色体分析を施行した。

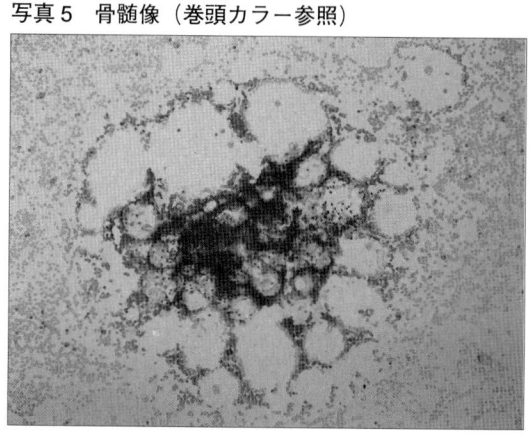

写真5　骨髄像（巻頭カラー参照）

入院時骨髄像

有核細胞数	$2 \times 10^4 / \mu l$	好酸球	1.1%
巨核球数	0	好塩基球	0.4%
M/E	2.05	単球	0.8%
骨髄芽球	0.4%	リンパ球	30.1%
前骨髄球	6.6%	形質細胞	0.8%
骨髄球	13.0%	好塩基性赤芽球	5.0%
後骨髄球	6.0%	多染性赤芽球	23.6%
杆状核球	5.0%	正染性赤芽球	4.2%
分葉核球	3.0%		

　有核細胞数2万と低形成骨髄で脂肪髄がめだち，M/E比0.6と比較的赤芽球優位で巨赤芽球など血球に異形成は認められず，異常細胞もみられなかった。また染色体分析で46, XYの正常核型が得られた。以上より再生不良性貧血はほぼ確実であるが更に診断を確実なものとするため骨髄細胞のコロニー形成能，フェロカイネティクス，血中エリスロポエチン，顆粒球コロニー刺激因子測定を行った。

骨髄細胞のコロニー形成能

	CFU-E	CFU-G	CFU-M	BFU-E	CFU-GM	CFU-mix
患者	5±1	3±1	6±1	1±1	4±1	1±1
正常人	70±20	51±23	42±8	68±7	13±4	4±2

フェロカイネティクス

血漿鉄消失時間（PIDT）	223 分	(60-120)
血漿鉄交代率（PIT）	0.19 mg/kg/day	(0.4-0.9)
赤血球鉄利用率（% RCU）	38%	(80-100)

血液生化学検査

血清鉄	270 μg/dl	(80-200)
不飽和鉄結合能	32 μg/dl	(180-240)
エリスロポエチン	13,900 mU/ml	(6-36)
顆粒球コロニー刺激因子	5,800 pg/ml	(≦18.1)

　以上再生不良性貧血に相応する成績が得られた。

II. 概説　　　　　　　　　　　　　　再生不良性貧血

❶病因

　放射線やベンゼンなどの薬剤,肝炎などによる二次性再生不良性貧血と,原因不明の特発性再生不良性貧血とに分類される。後者の病因についても次第に明らかにされつつある。以前より種が悪いか,畑が悪いか,言い換えれば造血幹細胞に質的異常があるのか,骨髄微小環境に問題があるのか論争されてきたが,最近では幹細胞を傷害するT細胞クローンが患者の骨髄に存在する,あるいは再不貧の罹患頻度の高いHLA-DR(DR2)があるなど免疫学的機序を窺わせる,すなわち畑に問題のあることが明らかにされつつある。事実,抗胸腺細胞グロブリン(antithymocyte globulin；ATG)やシクロスポリンなどTリンパ球を選択的に傷害する免疫抑制剤が有効との報告が相次いでいる。

❷診断

　表1に厚生労働省特定疾患調査研究班が作成した診断基準を示す。診断基準にもある通り,まず末梢血で汎血球減少症のあることを知り,次いで骨髄穿刺・生検を行って脂肪髄の多い低形成骨髄,異形成,染色体異常のないことを確認してほぼ再生不良性貧血の診断が出来る。骨髄異形成症候群のうち不応性貧血との鑑別がもっとも難しく,巨核球や顆粒球系細胞に異形成がみられない場合再不貧とする。すなわち赤芽球系細胞の異形成が再不貧でもみられるということである。骨髄生検は穿刺と比べ,より広い範囲の骨髄をカバーするがそれでも全身の骨髄のすべてをカバーしているわけでなく,このため胸腰椎のMRI(STIR法)やInを用いた骨髄シンチグラフィーによって全身の骨髄を評価することもある。診断基準の4にある通り診断の確実性を増すため骨髄細胞のコロニー形成能測定によりコロニー数の減少,フェロカイネティクスにより血清鉄の上昇,不飽和鉄結合能の低下,PIDTの延長,PITや％RCUの低下,血中エリスロポエチンや顆粒球コロニー刺激因子G-CSF値の著増をみる。

　ときには発作性夜間血色素尿症PNHとの鑑別のためglycosylphosphatidylinos-

表1　再生不良性貧血の診断基準

1. 再生不良性貧血患者では一般臨床所見として貧血，出血傾向，ときに発熱を呈する。
2. 末梢血において汎血球減少症を認める。
   注1）汎血球減少症とは成人で赤血球数が男性$400×10^4/\mu l$未満，女性$350×10^4/\mu l$未満，白血球数$4,000/\mu l$未満，血小板数$10×10^4/\mu l$未満の状態をさしている。
3. 汎血球減少の原因となる他の疾患を認めない。他の原因疾患とは，白血病，骨髄異形成症候群，巨赤芽球性貧血，骨髄線維症，癌の骨髄転移，多発性骨髄腫，Banti症候群，悪性リンパ腫，感染症などをいう。
4. 汎血球減少に，下記のような検査成績が加われば診断の確実性が増加する。
   1）末梢血における相対的リンパ球の増加。
   2）末梢血の網赤血球絶対数が正常よりも増加していない（絶対数＝赤血球数×％）。
   3）骨髄穿刺所見で細胞数が原則として減少するが，減少がみられない場合でも巨核球の減少とリンパ球比率の増加を認める。なお，造血細胞の異形成は顕著でない。
   4）骨髄生検所見で造血細胞の減少。
   5）血清鉄値の上昇と不飽和鉄結合能の低下。
   6）放射性鉄の血漿中から消失時間（PID）の延長と赤血球交代率（RIT）の低下。
5. 診断に際してはまず1，2によって再生不良性貧血を疑い，3によって他の疾患を除外し，4によってさらに診断が確実なものとなる。しかしながら4の所見がすべてそろっていなければ診断ができないことはなく，治療に対する反応などを含めた経過の観察によって確定診断に到達する。

（厚生省特定疾患特発性造血障害調査研究班　平成元年度研究業績報告書，1990, pp57-58より引用）

itol（GPI）アンカー膜蛋白を共有するdecay accelerating factor（DAF）やhomologous restriction factor（CD59）の有無を抗体やフローサイトメトリーを用いて検討する。再不貧でもGPIアンカー膜蛋白欠損好中球を認めることがある。

❸治療

血球減少の程度により再不貧の重症度が分類されている（表2）。

血球減少症が進行し，頻回の赤血球や血小板輸血が必要な重症型に対し最初から強力な免疫抑制療法か骨髄移植が行われる。ATGとシクロスポリンを用いる強力な免疫抑制療法によりおおむね8割の重症患者に寛解が得られる。

免疫抑制療法の有効性が明らかになるにつれ，骨髄移植療法との得失が論じられるようになった（表3）。患者が50歳くらいまでで，同胞ドナーがいる場合どちらを施行するか患者にまかせる。患者が高齢ならばあるいは非血縁提供者しか

表2 再生不良性貧血の重症度分類

重症	骨髄が低形成で,少なくとも下記の2項目を満たすもの	
	好中球＜ 500/μl	
	血小板＜20,000/μl	
	網赤血球＜20,000/μl	
中等症	少なくとも下記の2項目を満たすもの	
	好中球＜ 1,000/μl	
	血小板＜50,000/μl	
	網赤血球＜60,000/μl	
	(ただし,上記の重症に該当するものを除く)	
軽症	それ以外のもの	

(厚生省特定疾患特発性造血障害調査研究班 平成元年度研究業績報告書, 1990, pp57-58より引用)

表3 骨髄移植と免疫抑制療法の比較

	骨髄移植	免疫抑制療法 (ATG＋CYA＋G-CSF)
造血回復の程度	ほぼ完全	多くの場合不完全
再発の危険性	低い	高い
二次性MDSの危険性	ほとんどない	高い(〜15％)
造血回復までに要する期間	短い	長い
入院期間	3ヵ月以上は必要	短期間(CYA単独の場合不要)
社会復帰までの期間	6ヵ月以上は必要	短い
治療関連死の可能性	5〜10％	低い
不妊の可能性	高い	低い
回復後のQOL	GVHD合併例では低い	MDS・PNHを続発しなければ高い
二次発がんの危険性	X線照射例では高い	固形癌の合併はまれ

(中尾眞二:日内会誌88:986, 1999より引用)

いない場合はためらうことなく免疫抑制療法が第1選択治療となる.免疫抑制療法の再投与は可能である.図に実例を示す.ATG11 $mg/kg/day$ ×5日間とシクロスポリン(CYA) 5 $mg/kg/day$ の併用投与行う.異種血清の副作用を考慮し,前処置としてソルメドロール125 mg を用いた.ATG投与終了後G-CSF(グラン250 $μg/day$) 投与開始.血球の改善がみられたがサイトメガロウイルス肺炎を

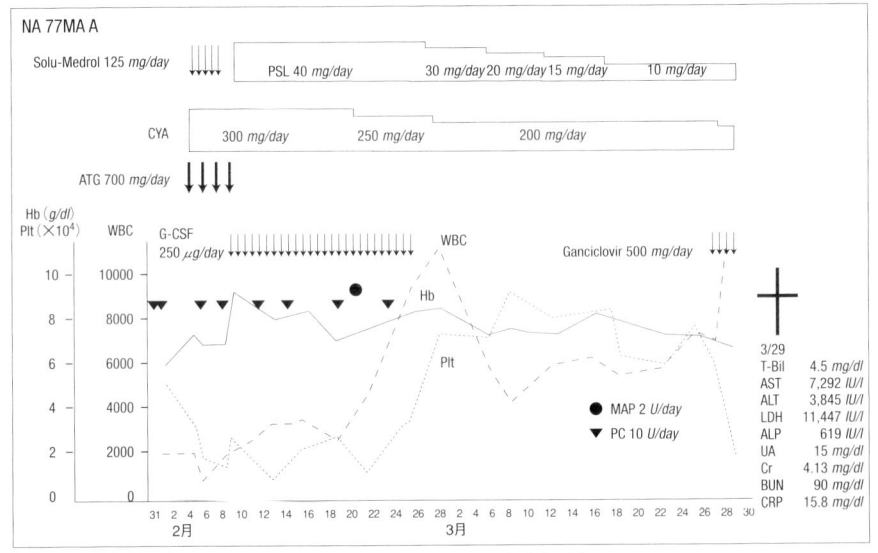

図　強力な免疫抑制療法を施行した再不貧患者の臨床経過

発症し多臓器不全で死亡した。
　軽症ないし中等症に対し無治療経過観察かプリモボランなど蛋白同化ホルモンやダナゾールを投与する。

（戸川　敦）

Ⅰ. 赤血球編

CASE 4

全身倦怠感，労作時動悸を訴えて来院した24歳女性

■症例■
24歳，女性，事務員
主訴：全身倦怠感，労作時動悸
既往歴：特記することなし

■現病歴■
2ヵ月くらい前から全身倦怠感や階段を昇る際，動悸を覚えるようになり，段々悪くなるようなので来院した。

■理学的所見■
体温37 ℃，脈拍84/分・整，血圧110/68 mmHg。皮膚，眼瞼結膜蒼白，眼球結膜軽度黄染。出血傾向なし。心肺異常なし，腹部で脾1横指触知，肝触知せず。神経学的異常所見なし。

初診時検査所見

末梢血		生化学	
RBC	$230 \times 10^4/\mu l$	総蛋白	7.0 g/dl
Hb	8.1 g/dl	アルブミン	4.0 g/dl
Ht	28.4 %	A/G比	1.3
MCV	123 fl	総ビリルビン	2.6 mg/dl
MCH	35.2 pg	間接ビリルビン	1.9 mg/dl
MCHC	28.6 g/dl	AST	25 IU/l
Ret	$34.5 \times 10^4/\mu l$	ALT	17 IU/l
WBC	6,500/μl	LDH	648 IU/l
杆状核球	12 %	ALP	110 IU/l
分葉核球	59 %	γ-GTP	26 IU/l
リンパ球	23 %	BUN	10 mg/dl
単球	6 %	Cr	1.1 mg/dl
Plt	$15.4 \times 10^4/\mu l$	UA	6.0 mg/dl
尿		Na	142 mEq/l
蛋白	−	K	4.3 mEq/l
糖	−	Cl	106 mEq/l
ウロビリノーゲン	＋＋＋	FBS	96 mg/dl
ビリルビン	＋	Fe	95 μg/dl
沈渣	正常	ハプトグロビン	< 10 mg/dl

I. 診断へのプロセス

　中等度貧血，間接ビリルビン，LDH，尿中ウロビリノーゲン高値，ハプトグロビン低値，黄疸などは赤血球の崩壊とヘモグロビンの代謝課程を示し溶血性貧血の診断基準そのものである。ただし巨赤芽球性貧血や骨髄異形成症候群でみられる無効造血で，大量の血球崩壊が生じたとき同様の症状と検査所見がみられる。骨髄の赤芽球過形成の状況は末梢血の網赤血球のいちじるしい増加から推測可能である。溶血性貧血の分類と鑑別診断の手順を示す。

溶血性貧血の病型分類

Ⅰ．先天性溶血性貧血
  1．赤血球膜の異常
    1）遺伝性球状赤血球症
    2）遺伝性楕円赤血球症
    3）遺伝性有口赤血球症
  2．異常ヘモグロビン症
    1）不安定ヘモグロビン症
    2）サラセミア
    3）鎌状赤血球貧血
  3．赤血球酵素異常症
    1）ピルビン酸キナーゼ（PK）異常症
    2）グルコース-6-リン酸脱水素酵素（G6PD）異常症

Ⅱ．後天性溶血性貧血
  1．自己免疫性溶血性貧血（AIHA）
    1）温式抗体によるAIHA
    2）冷式抗体によるAIHA
      寒冷凝集素症，発作性寒冷ヘモグロビン尿症
    3）温式抗体と冷式抗体の混合型によるAIHA
    4）薬剤による免疫性溶血性貧血
  2．新生児溶血性貧血
      ABO不適合による，Rh不適合による
  3．異型輸血による溶血性貧血
  4．発作性夜間血色素尿症
  5．赤血球破砕症候群

溶血性貧血の診断手順

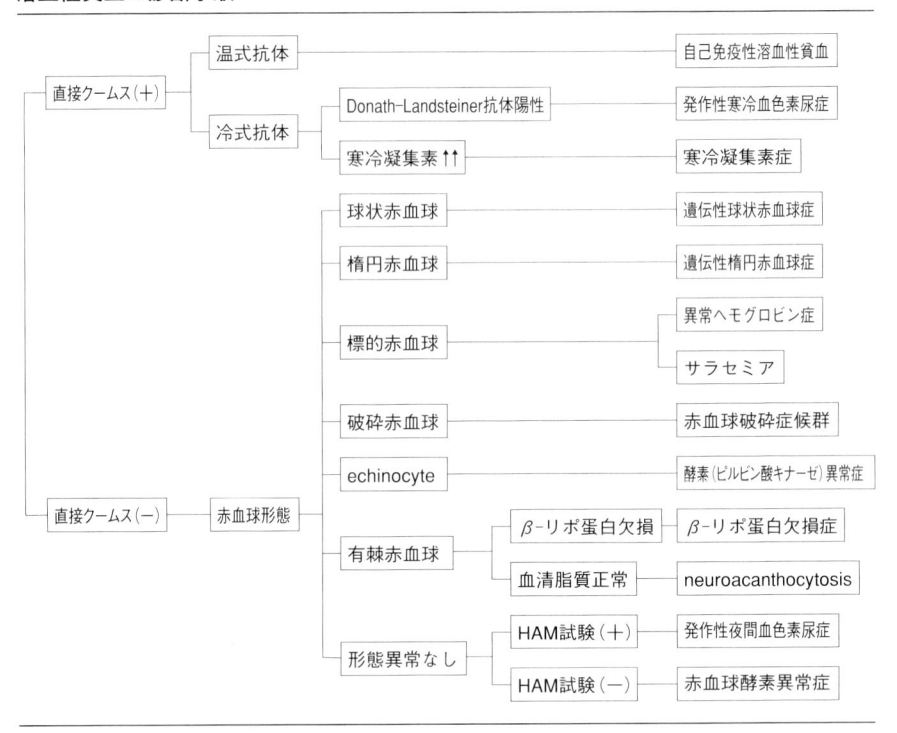

```
                    ┌─ 温式抗体 ─────────────────────── 自己免疫性溶血性貧血
   直接クームス(＋)─┤
                    └─ 冷式抗体 ─┬─ Donath-Landsteiner抗体陽性 ── 発作性寒冷血色素尿症
                                 └─ 寒冷凝集素↑↑ ───────────── 寒冷凝集素症

                                ┌─ 球状赤血球 ─────────────── 遺伝性球状赤血球症
                                ├─ 楕円赤血球 ─────────────── 遺伝性楕円赤血球症
                                │                         ┌─ 異常ヘモグロビン症
                                ├─ 標的赤血球 ─────────────┤
                                │                         └─ サラセミア
                                ├─ 破砕赤血球 ─────────────── 赤血球破砕症候群
   直接クームス(－)─ 赤血球形態 ─┼─ echinocyte ──────────────── 酵素(ピルビン酸キナーゼ)異常症
                                │                ┌─ β-リポ蛋白欠損 ── β-リポ蛋白欠損症
                                ├─ 有棘赤血球 ──┤
                                │                └─ 血清脂質正常 ─── neuroacanthocytosis
                                │                ┌─ HAM試験(＋) ── 発作性夜間血色素尿症
                                └─ 形態異常なし ─┤
                                                 └─ HAM試験(－) ── 赤血球酵素異常症
```

　特殊検査として，まず直接クームス試験を行う．陽性なら自己免疫性溶血性貧血で，陰性なら赤血球に形態異常がないかどうかをみて鑑別診断の手順に従う．本症は直接クームス試験陽性で温式自己免疫性溶血性貧血と診断された．

II. 概説　　　　　　　　　　自己免疫性溶血性貧血

❶病因・病態

　自己免疫性溶血性貧血（autoimmune hemolytic anemia；AIHA）は抗赤血球自己抗体が赤血球に結合して赤血球を破壊する後天性溶血性貧血である。抗赤血球自己抗体の産生機序は不明である。自己抗体に温式と冷式があって，温式抗体によるAIHAと冷式抗体による寒冷凝集素症（cold agglutinin disease；CAD）および発作性寒冷ヘモグロビン尿症（paroxysmal cold hemoglobinuria；PCH）があり，さらに温式，冷式が併存する混合型がある。発症頻度をみると温式AIHAがもっとも多く47.1％，CADが4.0％，PCHが1.0％となっている。温式AIHAは全年齢層にわたってみられるが，幼児期（0～5歳），青年期（25歳前後），老年期（75歳前後）にピークがみられ女性にやや多い。基礎疾患の見当たらない特発性と，それを有する続発性AIHAがあって，基礎疾患として膠原病・自己免疫疾患，リンパ増殖性疾患，ウイルス疾患があり，そのほか薬剤が原因となることがある。

❷診断

　表1に溶血性貧血の診断基準を示す。赤血球寿命の短縮により貧血の症状が中心となって黄疸や脾腫をきたす疾患をいう。溶血の亢進により間接ビリルビンや赤血球からの逸脱酵素（LDH,GOTなど）が高値となり，骨髄では反応性に赤芽球過形成となって網赤血球数が増加する。貧血の程度はこの赤血球の破壊と生成のバランスにかかっている。確定診断は^{51}Cr法により赤血球寿命の短縮を確認することによる。

　溶血性貧血の原因として赤血球自体に異常がある場合と免疫応答機構の失調など赤血球外病因によるものとがある。表2に免疫性溶血性貧血の分類を示す。

　表3にAIHAの診断基準を示す。溶血性貧血の診断基準を満たすことはもちろん，広スペクトル抗血清による直接クームス試験（直接抗グロブリン試験）が陽性となることを証明する。広スペクトル抗血清は抗ヒトIgG家兎ポリクロナール抗体を主体に抗ヒト補体（C3など）抗体の混合物で，赤血球膜上のIgGや補

表1 溶血性貧血の診断基準

1. 自他覚症状・理学的所見
   1) 通常，貧血と黄疸を認める
   2) しばしば脾腫を触知する
   3) ヘモグロビン尿や胆石を伴うことがある

2. 次の検査成績がみられる
   1) 血液ヘモグロビン濃度の低下
   2) 網赤血球増加
   3) 血清間接ビリルビン増加
   4) 尿中・便中ウロビリン体増加
   5) 血清ハプトグロビン低下
   6) 骨髄赤芽球増加

3. 貧血と黄疸を伴うが，溶血を主因としない他の疾患（巨赤芽球性貧血，骨髄異形成症候群（MDS），赤白血病，congenital dyserythropoietic anemia，肝胆道疾患，体質性黄疸など）を除外する

4. 赤血球寿命の短縮を証明する

5. 1と2によって溶血性貧血を疑い，3によって他疾患を除外して診断する。また，必要に応じて4によって確認する。しかし，溶血性貧血だけでは不十分であり，特異性の高い検査によって病型を確定する

（1990年厚生省特定疾患特発性造血障害調査研究班）

表2 免疫性溶血性貧血の分類

1. 自己免疫性	温式抗体による：自己免疫性溶血性貧血（AIHA） 冷式抗体による：寒冷凝集素症（CAD） 　　　　　　　　　発作性寒冷ヘモグロビン尿症（PCH） 温式と冷式の混合型
2. 同種免疫性	不適合輸血 新生児溶血性疾患（HDN）
3. 薬剤誘発性	薬剤依存性抗体型（免疫複合体型） 　ペニシリン型 　自己抗体型 　セファロスポリン型（α-メチルドパ型）

（1990年厚生省特定疾患特発性造血障害調査研究班）

表3　自己免疫性溶血性貧血（AIHA）の診断基準

1. 溶血性貧血の診断基準を満たす。
2. 広スペクトル抗血清による直接Coombs試験が陽性である。
3. 同種免疫性溶血性貧血（不適合輸血，新生児溶血性疾患）および薬剤起因性免疫性溶血性貧血を除外する。
4. 1～3によって診断するが，さらに抗赤血球自己抗体の反応至適温度によって温式（37℃）の温式自己免疫性溶血性貧血と冷式（4℃）の寒冷凝集素症および発作性寒冷ヘモグロビン尿症の3病型に区分する。
5. 以下によって経過分類と病因分類を行う。
   急　性：推定発病又は診断から6ヵ月までに治癒する。
   慢　性：推定発病又は診断から6ヵ月以上遷延する。
   特発性：基礎疾患を認めない。
   続発性：先行または随伴する基礎疾患を認める。
6. 参　考（省略）

（1990年厚生省特定疾患特発性造血障害調査研究班）

体を認識する。溶血がありながら赤血球に結合するIgG分子数が少ない場合があり，クームス試験も陽性とならない。これをクームス陰性AIHAと呼ぶ。

CADでは血清寒冷凝集素価の上昇，PCHではDonath-Landsteiner抗体が陽性となる。

❸溶血の機序

温式AIHAの自己抗体はIgGの各サブクラスからなる。なかでもIgG1やIgG3は補体活性化能が強く，一定量以上赤血球膜に結合すると活性化された補体（C3b）も赤血膜に結合する。赤血球膜の抗体結合部位，すなわち自己抗体の認識抗原はRhポリペプチドやband 3蛋白とされている。

IgGや補体によりオプソニン化された赤血球はFc受容体や補体受容体を持つ脾臓マクロファージに貪食される，すなわち血管外溶血である。薬剤起因性貧血も温式抗体による。一方冷式抗体の多くはIgMからなり，補体の活性化により血管内溶血を起こす。

❹ 臨床

たいていは穏やかに発症し貧血症状としての衰弱，疲労感，労作時息切れなどがみられる。まれに1日あたり全血の20％以上の溶血が生じ，死に至ることもある。このほか発熱，腹痛など胃腸障害，食欲不振などがみられる。強い溶血が生じると黄疸や脾腫，肝腫，浮腫がみられる。

温式AIHAに軽度の血小板減少の伴うことがしばしばみられ，高度の場合Evans症候群という。同様に血小板に対する自己抗体によるものと考えられている。

❺ 治療

副腎皮質ホルモンが第1選択薬である。通常プレドニンを1 $mg/kg/day$ 経口投与すると80％以上の症例で改善が認められる。投与7日目頃に有効か否か判明するようになる。以後ヘモグロビン2〜3 $g/dl/week$ の割合で貧血の改善が認められる。ヘモグロビン10 g/dl に達したところで減量を開始する。4〜6週間かけてプレドニンを20 mg までに減量し，以後3〜4ヵ月かけてゆるやかに減量していく。この間特に高齢者においてステロイドの副作用—糖尿病，潰瘍，易感染性，高血圧，骨粗鬆症，水分貯留—に注意する。貧血が改善しても直接クームス試験陽性のままのことが多い。

ステロイドに反応の悪い場合やプレドニンの維持量が15 mg/day 以上必要な場合，副作用のコントロールが出来ない場合には摘脾や免疫抑制剤が適応となる。免疫抑制剤としてシクロホスファミドまたはアザチオプリンを50〜100 mg/day 単独で投与するか，維持量のステロイドと併用する。

(戸川　敦)

Ⅰ. 赤血球編

CASE 5

褐色尿と労作時動悸を訴える 50 歳男性

■症例■
50歳,男性,事務員
主訴:褐色尿,労作時動悸
既往歴:特記することなし
家族歴:特記することなし

■現病歴■
　数年前より軽度貧血を健診で指摘されていた。1週間前より感冒様症状があり一昨日朝,褐色尿に気づいた。排尿時痛や頻尿はなかった。褐色尿はその後も続き早朝が濃く夕方になるほどうすくなった。体動時動悸もするようになって受診。

■理学的所見■
　体温36.6 ℃,脈拍82/分・整,血圧 128/70 $mmHg$。眼瞼結膜貧血様,黄疸なし。心尖部に収縮期雑音(Levine 2/Ⅵ)聴取。呼吸音正常。腹部軟,圧痛なし,肝脾腫触知せず。神経学的所見異常なし。

入院時検査所見

末梢血		生化学	
RBC	$278 \times 10^4/\mu l$	総蛋白	$7.1\ g/dl$
Hb	$8.3\ g/dl$	アルブミン	$4.2\ g/dl$
Ht	$26\ \%$	A/G	1.4
MCV	$93.5\ fl$	総ビリルビン	$1.6\ mg/dl$
MCH	$30.0\ pg$	間接ビリルビン	$1.0\ mg/dl$
MCHC	$32.0\ g/dl$	AST	$32\ IU/l$
Ret	$16.7 \times 10^4/\mu l$	ALT	$18\ IU/l$
WBC	$2,200/\mu l$	LDH	$1,840\ IU/l$
杆状核球	$1\ \%$	ALP	$106\ IU/l$
分葉核球	$36\ \%$	γ-GTP	$24\ IU/l$
好酸球	$1\ \%$	UA	$4.8\ mg/dl$
好塩基球	$1\ \%$	Cr	$0.6\ mg/dl$
単球	$7\ \%$	BUN	$16\ mg/dl$
リンパ球	$54\ \%$	Na	$142\ mEq/l$
Plt	$8.6 \times 10^4/\mu l$	K	$4.6\ mEq/l$
尿		Cl	$108\ mEq/l$
蛋白	$+$	CRP	$0.3\ mg/dl$
糖	$-$	Fe	$60\ \mu g/dl$
ウロビリノーゲン	$+$	ハプトグロビン	$<10\ mg/dl$
潜血	$++$		
ヘモジデリン	$+$		
沈渣			
赤血球	$0\text{-}0\text{-}1$		
白血球	$0\text{-}1\text{-}0$		
上皮細胞	$+$		
顆粒円柱	$+$		

Ⅰ. 診断へのプロセス

　中等度の正球性正色素性貧血があってLDH高値，ハプトグロビン低値，しかも尿中にヘモジデリンなどがみられることから，血管内溶血が推測される。網赤血球のいちじるしい増加は骨髄穿刺をするまでもなく赤芽球過形成を物語っている。起床後時間が経つにつれ，尿色が薄れることから夜間に溶血発作が起こっていることが推察され，文字通り発作性夜間血色素尿症が疑われる。Ham試験，砂糖水試験（sugar water test），decay accelerating factors；DAF（CD55）やCD59の有無について検討してみた。すべてに陽性所見を得，診断は確定した。

II. 概説　　　　　　　　　　　発作性夜間血色素尿症

❶病因・病態

　発作性夜間血色素尿症（paroxymal nocturnal hemoglobinuria；PNH）とは赤血球の補体感受性亢進により血管内溶血を起こし，貧血およびヘモグロビン（ないしヘモジデリン）尿をきたす疾患をいう。夜間溶血の原因は不明である。溶血クリーゼを誘発する因子として感染症，鉄剤投与，洗浄赤血球以外の輸血，外科的処置，寒冷，過激な運動などがある。

　補体感受性亢進をきたす機序として，多能性幹細胞レベルでPIG-A（phosphatidylinositolglycan-class A）遺伝子の突然変異が生じ，その遺伝子がコードするGPI（glycosylphosphatidylinositol）アンカーの合成が阻害される。赤血球表面にある補体制御蛋白DAF（CD55）やCD59はGPIアンカーを介して赤血球膜に結合している。GPIアンカーの欠損によりDAFやCD59の消失ないし減少が生じ，その結果赤血球の補体感受性が高まり血管内溶血が生ずる。

❷診断

　溶血性貧血の診断基準をすべて満たす。そのうえに赤血球の補体感受性の亢進をみるためHam testや砂糖水試験を行う。最近では血球表面のDAFやCD59の発現を蛍光抗体法によって検出するフローサイトメトリー法が用いられるようになった。

　PNHでは造血幹細胞の段階でPIG遺伝子の変異が生じているので，この幹細胞に由来する血球は赤血球ばかりでなく好中球や単球，血小板にもDAFとCD59の発現異常が検出される。しかし白血球や血小板の寿命の短縮はみられないのでPNHにしばしばみられる白血球減少や血小板減少は骨髄機能不全によるものとされ，事実PNHの再生不良性貧血や骨髄異形成症候群との密接な関連が指摘されている。

　PNHではしばしば好中球アルカリホスファターゼ（NAP）や赤血球アセチルコリンエステラーゼの低下がみられる。腹痛や頭痛など腹部や脳の静脈血栓症の

合併が報告されている。

❸治療

　溶血発作時に副腎皮質ホルモンを用いる。貧血に対して洗浄赤血球を輸血する。溶血発作時大量のヘモグロビンにより腎尿細管障害，腎不全をきたす恐れがあり，水分補給とハプトグロビン投与を行う。血栓症に対し血栓溶解療法（ウロキナーゼなど）を行う。予防的に抗凝固薬ないし抗血小板薬が投与される。
　骨髄機能不全（骨髄低形成）がみられる場合，蛋白同化ホルモンを投与したり，再生不良性貧血の際に準じた ATG やシクロスポリンを用いる免疫抑制療法を行う。
　一般的に PNH は予後の良い疾患なので保存的な治療に終始するが，強度の骨髄不全や血栓症，重篤な溶血クリーゼがみられる場合同種骨髄移植が考慮される。

❹再生不良性貧血と PNH

　PNH は再不貧の既往をもたない原発性ないし溶血性 PNH と再不貧の既往を有する再不貧/PNH の2群に分類できる。再不貧/PNH が PNH のおよそ30％を占めるというが，報告者により PNH の診断基準が異なるので頻度も一定していない。たとえば最近再不貧の89％の高率に PNH 細胞がみられるとの報告もあるが，PIG-A 変異があったとしても臨床的に明らかな PNH に進展するものはごく一部で，この数字そのものが再不貧/PNH の頻度を表すものでない。
　再不貧から PNH に至る期間は数ヵ月から数年とされている。

❺ PNH と Budd-Chiari syndrome

　PNH で血管内血栓，特に静脈内血栓がよくみられる。腹腔内静脈―門脈や腸間膜静脈に好発し腹痛をもたらす。Budd-Chiari syndrome と呼ばれる肝静脈血栓症は重篤でかつ致死的な合併症で，PNH の15～30％にみられる。臨床症状として吐き気，腹痛，腹水，静脈瘤破裂，肝不全などがいろいろなグレードでみられる。腹部エコーや CT などが診断に有効である。

〔戸川　敦〕

Ⅰ. 赤血球編

CASE 6

頭痛，めまい，顔面紅潮を訴える 49 歳男性

■症例■
49 歳，男性，会社員
主訴：頭痛，めまい，顔面紅潮
既往歴：45 歳　交通事故で右大腿骨骨折

■現病歴■
　生来健康であったので，今年の会社健診で赤血球増加を指摘されたが，放置していた。2 週間前から，頭痛，めまい，顔面紅潮が出現したため，当科外来を受診した。

■理学的所見■
　身長 165 cm，体重 70 kg，脈拍 68/分・整，体温 36.5 ℃，血圧 172/110 mmHg。眼球結膜充血あり，黄疸なし。心・肺異常なし。腹部で肝臓を右季肋下 3 横指，脾臓を左季肋下 2 横指触知。神経学的所見異常なし。

初診時検査所見

末梢血			凝固系		
RBC		$786 \times 10^4/\mu l$	PT		10.3 sec（対照 10.4）
Hb		18.2 g/dl	aPTT		29.7 sec（対照 29.6）
Ht		58.9 %	フィブリノーゲン		318 mg/dl
MCV		74.9 fl	尿		
MCH		23.2 pg	潜血		(−)
MCHC		30.9 g/dl	蛋白		(−)
Plt		$78.4 \times 10^4/\mu l$	便		
Ret		$6.3 \times 10^4/\mu l$	潜血		(+)
WBC		22,300 /μl	生化学		
	杆状核球	11.2 %	LDH		534 IU/l
	分葉核球	65.2 %	AST		20 IU/l
	好酸球	3 %	ALT		16 IU/l
	好塩基球	2.6 %	ALP		252 IU/l
	リンパ球	14.2 %	LAP		118 IU/l
	単球	3.8 %	総蛋白		7.5 g/dl
NAPスコア		444	アルブミン		69.8 %
血清学			γ-グロブリン		2.7 %
赤沈		2 mmH2O/1 hour	血糖		82 mg/dl
骨髄像			BUN		17 mg/dl
有核細胞数		$26.4 \times 10^4/\mu l$	クレアチニン		1.0 mg/dl
巨核球		222 /μl	尿酸		8.5 mg/dl
	骨髄芽球	2.2 %	Na		143 mEq/l
	前骨髄球	2.8 %	K		5.6 mEq/l
	骨髄球	5.4 %	Cl		107 mEq/l
	後骨髄球	6.6 %	血清鉄		7 μg/dl
	杆状核球	17.3 %	総鉄結合能		525 μg/dl
	分葉核球	18.9 %	血清フェリチン		3 ng/ml
	好酸球	2.2 %	ビタミンB_{12}		11,445 pg/ml
	好塩基球	3.2 %			(基準値 257〜989)
	リンパ球	2.1 %	エリスロポエチン		5.3 mIU/ml
	赤芽球	39.3 %			(基準値 9.1〜32.8)
血小板凝集能					
ADP		104 %			
エピネフリン		90 %			

I. 診断へのプロセス

赤血球増加症をきたす疾患を示す。

相対的増加	1. 血液濃縮状態（下痢，火傷，発汗亢進など） 2. ストレス赤血球増加症（Gaisböck症候群）
絶対的増加	1. 血液細胞側の異常（1次性） 　a. 真性赤血球増加症 　b. エリスロポエチン受容体遺伝子異常症 2. エリスロポエチンの産生亢進（2次性） 　a. 低酸素状態 　　　高地在住 　　　肺疾患（肺性心など） 　　　先天性心疾患 　　　低換気症候群（高度肥満，Pickwickian症候群） 　　　異常ヘモグロビン症（酸素親和性亢進タイプ） 　　　慢性一酸化炭素中毒（過度の喫煙など） 　　　コバルト暴露 　b. エリスロポエチン産生腫瘍 　　　腎腫瘍，嚢胞 　　　肝細胞癌 　　　小脳血管芽細胞腫 　　　子宮線維筋腫 　c. 腎移植後 　d. von Hipple-Lindau（VHL）遺伝子異常症 3. 特発性赤血球増加症 4. その他（蛋白同化ホルモン）

　本症例の特徴的な理学所見として，①頭痛，めまい，顔面紅潮などの自覚症状，②高血圧，③眼球結膜充血，④肝脾腫などが挙げられる。さらに検査所見の異常として，①白血球増加，②赤血球増加，③血小板増加，④尿酸増加，⑤好中球アルカリホスファターゼ活性（NAPスコア）上昇，⑥フィラデルフィア染色体陰性などがみられたため，真性赤血球増加症を疑い，循環赤血球量，動脈血酸素飽和度，内因性赤芽球系コロニー形成能，血清エリスロポエチン濃度を測定した。

検査結果

	測定値	基準値
循環赤血球量	42.1 ml/kg	36 ml/kg未満
動脈血酸素飽和度	95 %	92 %以上
エリスロポエチン（血清）	5.3 mIU/ml	9.1～32.8 mIU/ml
内因性赤芽球コロニー	＋	－

真性赤血球増加症の標準的診断基準（PVSG）

基準A（大基準）		
A-1	循環赤血球量	男性　36 ml/kg以上 女性　32 ml/kg以上
A-2	動脈血酸素飽和度	92％以上
A-3	脾腫	
基準B（小基準）		
B-1	血小板数＞400,000 /μl	
B-2	白血球数＞12,000 /μl （ただし発熱または感染がないこと）	
B-3	好中球アルカリホスファターゼ活性＜100 （ただし発熱または感染がないこと）	
B-4	血清ビタミンB12＞900 pg/ml または 不飽和ビタミンB12結合能＞2,200 pg/ml	

A1＋A2＋A3またはA1＋A2＋基準Bのうち2項目であれば本症とする

　その結果，循環赤血球量は明らかに増加し，動脈血酸素飽和度が正常であること，脾腫を認めることから，古典的診断基準（PVSG）の大基準「A1＋A2＋A3」をすべて満たし，真性赤血球増加症と診断した。さらに内因性赤芽球コロニー形成を認めたことから，最近提唱されたWHOによる診断基準においても「A1＋A2＋A3＋A4＋A5」と大基準をすべて満たし，血清エリスロポエチン濃度の低下は真性赤血球増加症に合致する所見であった。

　MCVは74.9 flと低下しており，血清鉄値，血清フェリチン値の低下から鉄欠乏状態にあると考えられる。原因として赤血球造血亢進による鉄の不足と便鮮血

真性赤血球増加症のWHO診断基準

A1. 赤血球量が平均正常予想値の25%を越えるか，
　　ヘモグロビン値が男性18.5 g/dl，女性16.5 g/dlを越える
A2. 以下の2次性赤血球増加症を除外する
　　家族性赤血球増加症
　　エリスロポエチン高値
　　　低酸素血症（動脈酸素飽和度92%以下）
　　　酸素親和性の高いヘモグロビン異常症
　　　エリスロポエチン受容体異常症
　　　エリスロポエチン産生腫瘍
A3. 脾腫
A4. 骨髄細胞にクローナルな遺伝子異常を認めるが，
　　フィラデルフィア染色体やbcr/ablキメラ遺伝子は検出されない
A5. 内因性赤芽球系コロニー形成（本文参照）
B1. 血小板数＞400,000 /μl
B2. 白血球数＞12,000 /μl
B3. 骨髄生検で赤芽球や巨核球の増生を伴う汎過形成を認める
B4. 血清エリスロポエチン低値

A1＋A2に加えてA3〜5のうち1項目またはBのうち2項目満たせば本症と診断できる

陽性であることから消化管出血が疑われた。胃内視鏡検査によって胃角部に潰瘍病変が認められた。

II. 概説　　　　　　　　　　　　真性赤血球増加症

❶病因・病態・症状

　真性赤血球増加症（polycythemia vera；PV）は多能性血液幹細胞の腫瘍性増殖による骨髄増殖性疾患の1つで，特に赤血球数および総血液量のいちじるしい絶対的な増加，さらには白血球および血小板増加，脾腫を特徴とする疾患である。

　PV患者の骨髄あるいは末梢血の赤芽球系前駆細胞を培養すると，エリスロポエチン（EPO）を外から加えなくとも赤芽球系コロニーが形成される。この現象を「内因性赤芽球系コロニー形成」と呼び，PVのhallmarkとされている。これは本疾患の赤芽球系コロニー前駆細胞がEPOとinterleukin-3に対する感受性の亢進による。ごく最近，PV患者にJAK2遺伝子変異が高頻度に検出されるとの報告がなされた。この変異遺伝子を導入した骨髄細胞を移植されたマウスは赤血球増加症をきたすことから，JAK2遺伝子の変異がPVの原因である可能性が高い。症候は全身臓器におよぶが，その大部分は総血液量が増加したことと，血液粘度の上昇（正常の5～8倍になる可能性がある）による血流うっ滞が原因で起こる。高血圧症，頭痛，頭重感，めまい，赤ら顔（深紅色の口唇，鼻尖），深紅色の手掌，眼瞼結膜や口腔粘膜の充血，痛風発作，血栓症，塞栓症，易出血性，消化性潰瘍の既往や症状がみられる。入浴後の皮膚掻痒感はPVに特徴的で，その他に皮膚発赤がみられる。

　血小板増加を伴う症例では肢端紅痛症（四肢末端の異常感覚，紅斑）がみられることがある。本例のように鉄欠乏によって赤血球が小球化すると赤血球は変形能が低下するためHtから推測される以上に血液粘度が増加する。そのため末梢循環の抵抗が増大し，循環障害が生じる可能性がある。高カリウム血症も血小板増加を伴う症例でしばしばみられるが，これは採血後に血小板からカリウムが溶出するためである（偽性高カリウム血症）。

❷治療

　基本的には瀉血，抗癌剤投与が中心で，血小板増加を伴う症例では抗血栓療法も並行して行われる。しかし瀉血のみでは3年以内に致死的な血栓症が多いが，抗癌剤投与によって血栓症の頻度は減少しても将来骨髄線維症への移行や2次性発癌の発生が懸念されるため，実際にどの治療法を選択すべきかを迷う症例も多い。

　瀉血療法はもっとも簡単に，かつ速やかに循環赤血球量を減少させることができる。はじめに300〜500 ml を2〜3日おきに行い，症状をみながら，ヘマトクリット値を男性では45％，女性では42％以下にする。軽症例では2〜3ヵ月に1回程度の瀉血ですむ場合もある。高齢や心血管障害を有する患者では急激な循環動態の変化を避けるため，100〜200 ml の瀉血を頻回に行うことが重要である。

　抗癌剤は発癌性の問題を考慮し，瀉血のみで症状のとれない場合に使用することが望ましい。特に妊娠可能年令の婦人や精子形成に影響する若い男子に対する抗癌剤の使用は極力さける。化学療法の適応の明確な基準はないが，①瀉血を頻回に繰り返す場合（目安として500 ml の瀉血を8週以内に2回以上），②血小板数が100万/μl 以上，③血栓症の既往がある，④髄外造血により脾腫が著明で，疼痛や脾梗塞などの合併症を伴う場合，⑤高齢で重篤な心血管障害を有し，瀉血困難な場合などが挙げられる。さらに欧米では年齢，血栓症の既往，心血管系の危険因子（喫煙，肥満）などをもとにリスク群を層別化し治療方針を決定する試みがなされているが，本邦ではまだ普及していない。

　抗癌剤として一般にはハイドロキシウレア（商品名ハイドレア：500〜2,000 mg/day）が用いられる。ハイドレアは速やかな効果がみられ，しかも中止することによって速やかな骨髄回復が得られるので使いやすく，他の抗癌剤に比して白血病原性も少ないため，もっとも好んで用いられる。しかし慢性骨髄性白血病にのみ保険適応がある。本剤の副作用として皮膚潰瘍や間質性肺炎がある。

　インターフェロンは白血病原性や催奇形性が知られていないので，欧米では50歳以下の患者にはインターフェロンが推奨されており，半数の症例でヘマトクリットが45％以下に低下し，77％の症例で脾臓の縮小を認めている。しかし多彩な副作用のために3分の1の症例が中止を余儀なくされる。また本邦では保険適応外である。その他，ブスルファン（商品名：マブリン）やMCNU（商品名：サイメリン）が用いられる。サイメリンは本疾患に唯一保険適応が認められてい

る薬剤で2〜3ヵ月に1回の静注で有効である。欧米では血小板増加を伴う症例にアナグレライドの使用が推奨されているが、我が国では認可されていない。

　本疾患でみられる血栓症は血小板活性化作用を有するトロンボキサンA_2合成の亢進がおもな誘因であるが、少量のアスピリンはこのトロンボキサンA_2合成を抑制する。したがってアスピリンは少量（100 mg/day）であれば、出血の危険も少なく、安全に血栓症を予防することができる。特に肢端紅痛症には有効で、服用後数時間以内に症状の軽快をみる。

　　　　　　　　　　　　　　　　　　　　　　　　　　　　　（小松　則夫）

II. 白血球編

CASE 1

労作時息切れと汎血球減少症がみられた70歳女性

■症例■
70歳,女性,無職
主訴:労作時呼吸困難
既往歴:38歳 子宮外妊娠,66歳 C型慢性肝炎

■現病歴■
2000年になって労作時呼吸困難が出現。汎血球減少症を認めるようになった。

■理学的所見■
身長167 cm,体重48 kg。体温36.6 ℃,脈拍86/分・整,血圧94/50 mmHg。眼瞼結膜貧血様,明らかな黄疸なし。表在リンパ節触知せず。心尖部に心雑音(Levine 2/Ⅳ)を聴取,呼吸音異常なし。肝・脾触知せず。神経学的異常所見なし。

入院時検査所見

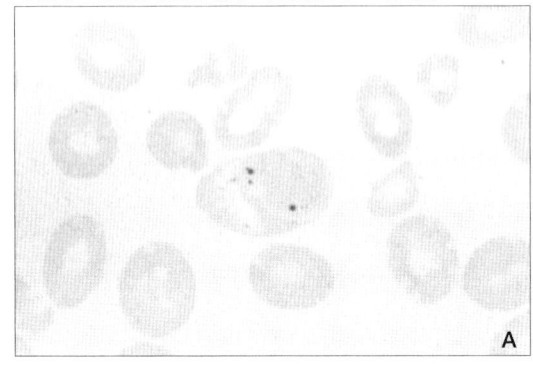

末梢血		生化学	
RBC	$222 \times 10^4/\mu l$	TP	$6.6\,g/dl$
Hb	$10.0\,g/dl$	Alb	$3.2\,g/dl$
MCV	$130.6\,fl$	T-Bil	$0.8\,mg/dl$
MCH	$45.0\,pg$	D-Bil	$0.4\,mg/dl$
MCHC	$34.5\,g/dl$	AST	$58\,IU/L$
Ret	$1.6 \times 10^4/\mu l$	ALT	$34\,IU/L$
WBC	$2,100/\mu l$	LDH	$280\,IU/L$
分葉核球	57%	ALP	$319\,IU/L$
杆状核球	1%	γ-GTP	$32\,IU/L$
リンパ球	30%	NH$_3$	$100\,\mu g/dl$
単球	6%	Ferritin	$222.2\,ng/ml$
Plt	$10.1 \times 10^4/\mu l$	CRP	$0.1\,mg/dl$
PT	$12.0\,sec$	直接クームス試験	陰性
aPTT	$34.7\,sec$	間接クームス試験	陰性
Fib	$162\,mg/dl$	Haptoglobin	$53.2\,mg/dl$
		HCV-Ab	＋
		HCV-RNA	$470\,KU/ml$
		HBs Ag	－

写真6　末梢血塗抹標本（巻頭カラー参照）

写真6　末梢血塗抹標本（巻頭カラー参照）

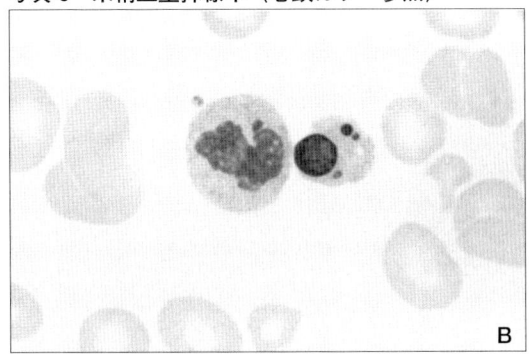

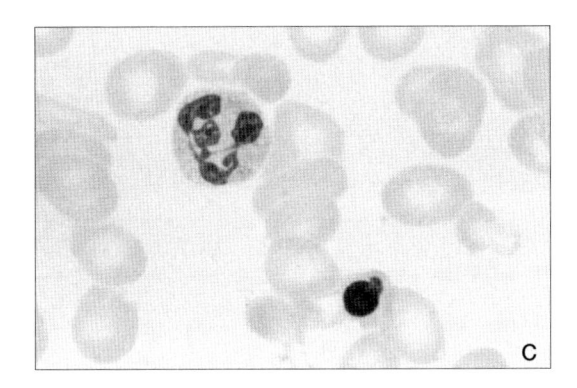

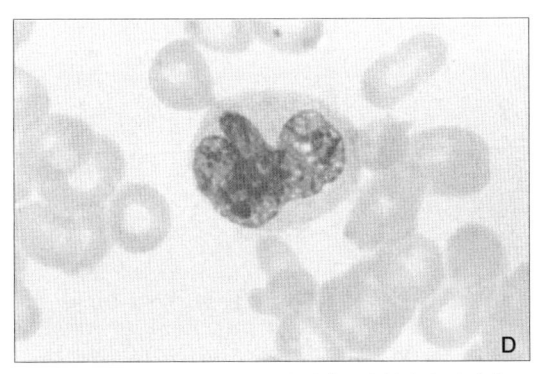

赤血球の大小不同，塩基性斑点（A），有核赤血球（B）がみられる。好中球の過分葉（C）と脱顆粒現象（D）がみられる。

I. 診断へのプロセス

　理学的所見で眼瞼結膜に貧血を認め，心雑音を聴取し呼吸音に異常を認めないことより，労作時呼吸困難の原因は貧血によるものと考えられる。さらに本症例では血小板減少，白血球減少すなわち汎血球減少症が認められる。末梢血塗抹標本で白血球200個あたり1個の芽球がみられ，好中球の一部に脱顆粒と過分葉が，赤血球に大小不同症と塩基性斑点が，さらに巨大血小板と3系統の細胞に異形成 dysplasia が認められる。骨髄異形成症候群がもっとも疑われ，急性骨髄性白血病，骨髄増殖性疾患，再生不良性貧血と鑑別するため骨髄穿刺を行った。

骨髄所見

有核細胞数	$7.6 \times 10^4/\mu l$	形質細胞	1.2%
巨核球数	$12/\mu l$	前赤芽球	1.0%
G/E 比	11.1	大球性	
骨髄芽球	1.6%	好塩基性赤芽球	2.0%
前骨髄球	0.6%	多染性赤芽球	9%
骨髄球	14.6%	正球性	
後骨髄球	5.4%	好塩基性赤芽球	2.8%
杆状核球	12.8%	多染性赤芽球	9%
分葉核球	16.8%	正染性赤芽球	3.4%
単球	1.6%	巨赤芽球様変化あり	
リンパ球	11.8%	染色体検査	46XX (20/20)

　有核細胞数が増加し，3系統の細胞に形態異常を認め骨髄異形成症候群（MDS, RA）に相応する所見を得た。

II. 概説　　　　　　　　　　　骨髄異形成症候群

❶概念

　骨髄異形成症候群は多能性造血幹細胞レベルのクロナールな異常により生じる造血障害で、各系統への血球の分化がみられるにしても異形成が強く、骨髄で細胞数が正常以上にあっても結局無効造血で汎血球減少症となる。急性白血病に移行することが多く、本症の概念が成立する以前の"前白血病状態"と言われていた病態に相応する。

❷分類

　1982年にFAB分類が提唱された（表1）。骨髄および末梢血の芽球の比率により5病型に分類するもので、大多数の症例はこれによって分類可能だが、末梢血と骨髄で芽球の比率が定義に合わず病型分類出来ない症例もある。1999年WHOよりMDSの新診断基準が発表された（表2）。FAB分類と異なる点は、RAEB-tの中で芽球が20％以上のものをAMLとすること、血球増多を伴わず2系統以上の細胞に異形成がみられるものをrefractory cytopenia with multilineage dysplasia（RCMD）として新病型を提唱したこと、また骨髄増殖性疾患で異形成のみられる病型を骨髄異形成増殖性疾患 myelodysplastic/myeloproliferative diseasesとし

表1　骨髄異形成症候群のFAB分類

分類	末梢血	骨髄
RA	芽球<1％	芽球<5％
RARS	芽球<1％	芽球<5％、環状鉄芽球≧15％
RAEB	芽球<5％	5％≦芽球<20％
RAEB-t	芽球≧5％、またはAuer小体を有する芽球(＋)	20％≦芽球<30％、またはAuer小体を有する芽球(＋)
CMML	芽球<5％、単球>10³/μl	5％≦芽球<20％、芽球<5％＋前単球増加

RA：refractory anemia　　RARS：refractory anemia with ringed sideroblasts
RAEB：refractory anemia with excess blasts
RAEB-t：refractory anemia with excess blasts in transformation
CMML：chronic myelomonocytic leukemia

表2 WHO分類

骨髄異形成症候群
  不応性貧血
    環状鉄芽球を伴わない〔RA〕
    環状鉄芽球を伴う〔RARS〕
  3血球系の異形成を伴う不応性貧血〔RCMD〕
  芽球増加を伴う不応性貧血〔RAEB〕
  5q-症候群
  分類不能の骨髄異形成症候群

骨髄異形成／骨髄増殖性疾患
  慢性骨髄単球性白血病〔CMML〕
  非定型慢性骨髄性白血病〔aCML〕
  若年性骨髄単球性白血病〔JMML〕
  3血球系の異形成を伴う急性骨髄性白血病
    骨髄異形成症候群が先立つ
    骨髄異形成症候群が先立たない
  治療関連急性骨髄性白血病と骨髄異形成症候群
    アルキル化剤関連
    エピポドフィロトキシン関連

て骨髄異形成症候群（MDS）と対比させた点などである。

　予後分類として1997年にInternational Prognostic Scoring System（IPSS）が提唱された（表3）。これは骨髄中の芽球の比率や核型異常および末梢血中の3系統の細胞の減少程度を指標項目としている。最近では特に移植療法において，このIPSSを用いて予後判定（表4）および治療選択を行っている施設が増えている。

❸染色体所見

　MDSの50～70％の症例に核型異常がみられる。RAやRARSで頻度が低く，RAEB-tで頻度が高い。

　Trisomy 8や1番染色体長腕の過剰のような染色体の過剰，Y染色体欠損，5番，7番，11番，13番，20番染色体長腕の部分的欠損，17番染色体短腕の欠失などがよくみられる異常で，中でも5番，7番染色体の全体あるいは長腕の部分欠失は代表的な異常で，治療関連性MDSの70％以上にみられる。相互転座型異常は例外的にしか認められない。

表3 International Prognostic Scoring System (IPSS)

	スコアー				
	0	0.5	1	1.5	2
骨髄中の芽球の比率（％）	<5	5〜10		11〜20	21〜30
染色体異常*	良好	中間	不良		
血球減少（系統数）#	0/1	2/3			

*良好：核型異常なし，−Y, del (5q), del (20q)；不良：3個以上の核型異常，7番の染色体異常；中間：それ以外の異常
#血球減少：赤血球系 ヘモグロビン<10 g/dl；白血球系 好中球数<1,800/μl；血小板系 血小板<10×10^4/μl
リスクはそれぞれのスコアーを加算して判定．
予後良好群 スコアー0，中間群―1 0.5〜1，中間群―2 1.5〜2，予後不良群 2.5以上

表4 IPSS分類による予後（単位は年）

	≦60歳	>60歳	≦70歳	>70歳
予後良好群	11.8	4.8	9	3.9
予後中間群―1	5.2	2.7	4.4	2.4
予後中間群―2	1.8	1.1	1.3	1.2
予後不良群	0.3	0.5	0.4	0.4

5q−症候群について

不応性貧血と5q−の核型を有する3人の患者について5q−症候群として1974年に報告された．

女性優位で，大球性貧血，白血球減少，正常ないし増加する血小板数，ほとんど分葉しない巨核球，急性白血病化しにくい，予後が良いなどの特徴を有している．

❹治療

MDSの標準的治療法はいまだ確立されていない．MDSに含まれる病態が不均一で変化に富んでいること，発症が高齢者に多くさまざまな合併症を抱えていること，現時点でevidenceがもっとも希薄な疾患群の1つであることなどが原因である．MDSは造血幹細胞レベルの異常で，同種移植が根治を期待できる唯一の治療法であるが，高齢者に多い疾患であることから主たる治療法とは成り得な

い。

　最近では，IPSSを用いて治療法を選択する試みがなされている。低悪性度群で血球減少が軽く進行の遅い場合，無治療で経過を観察し，進行時治療を考慮する。血球がいちじるしく減少し，進行が速い場合，輸血や造血刺激療法（G-CSF，エリスロポエチンなどのサイトカインや蛋白同化ホルモン），シクロスポリンや抗胸腺細胞グロブリン（ATG）などの免疫抑制療法行う。中間群では輸血や造血刺激療法や免疫抑制療法を試みることが多い。また芽球が増加しているときキロサイドの少量療法（経口薬シタラビンオクホスファートでもよい）やこれにアクラルビシンを併用する化学療法や分化誘導療法（レチノイン酸やビタミンD，ビタミンKなど）を試みる場合がある。50歳以下の高悪性度群では，急性白血病に準じて化学療法，移植などが試みられる。

〔竹迫　直樹〕

Ⅱ. 白血球編

CASE 2

出血傾向，全身倦怠感を訴える 54 歳女性

■症例■
54歳，女性，主婦
主訴：出血傾向，全身倦怠感
既往歴：特記すべきことなし

■現病歴■
　7ヵ月前より全身倦怠感出現。抜歯後2日間止血せず近医受診。白血球増多，貧血，血小板減少を指摘され精査加療のため入院。

■理学的所見■
　体温37.8 ℃，脈拍90/分・整，血圧 120/70 $mmHg$。眼瞼結膜貧血様。歯肉腫脹，口腔粘膜出血。皮膚点状出血。心尖部に駆出性雑音（Levine 2/Ⅵ）。リンパ節・肝・脾腫触知せず。内痔核あり。

入院時検査所見

末梢血		生化学	
RBC	$131 \times 10^4/\mu l$	TP	6.4 g/dl
Hb	4.9 g/dl	Alb	4.2 g/dl
Ht	14.2 %	AST	35 IU/l
MCV	108.2 fl	ALT	30 IU/l
MCH	37.4 pg	LDH	602 IU/l
MCHC	34.5 g/dl	ALP	202 IU/l
Ret	$4.2 \times 10^4/\mu l$	γ-GTP	24 IU/l
WBC	56,650/μl	ChE	203 IU/l
芽球	93 %	T-Bil	0.4 mg/dl
杆状核球	1 %	D-Bil	0.1 mg/dl
リンパ球	6 %	BUN	4.5 mg/dl
Plt	$2.2 \times 10^4/\mu l$	Cr	0.77 mg/dl
PT	47.1 %	UA	2.6 mg/dl
aPTT	24 sec	CK	59 IU/l
Fib	115.8 mg/dl	AMY	37 IU/l
AT III	112 %	cCa	8 mg/dl
FDP	98.2 μg/ml	iP	2.9 mg/dl
		T-Chol	147 mg/dl
		TG	255 mg/dl
		HDL-Chol	26 mg/dl
		Na	138.9 mEq/l
		K	2.87 mEq/l
		Cl	103.2 mEq/l

写真7　末梢血塗抹標本（巻頭カラー参照）

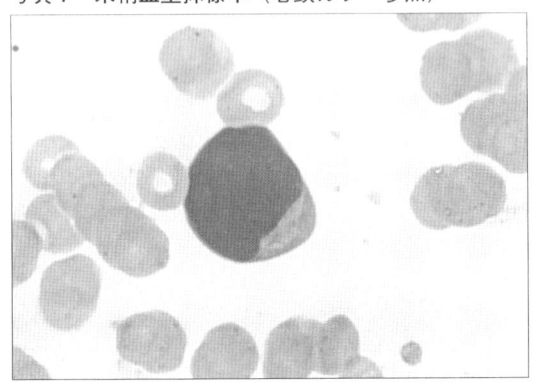

I. 診断へのプロセス

　本症例は，白血球増多に伴い血小板減少，貧血を認める。ほかに凝固異常も認め，FDP上昇・フィブリノーゲン減少・血小板減少・出血傾向があり，播種性血管内凝固症（DIC）も合併している。末梢血中の白血球のほとんどが核網やや疎剛で核小体を有し，Auer小体のみられる芽球であり急性白血病が疑われた。骨髄穿刺をして細胞化学染色，細胞表面マーカー，染色体検査を行った。

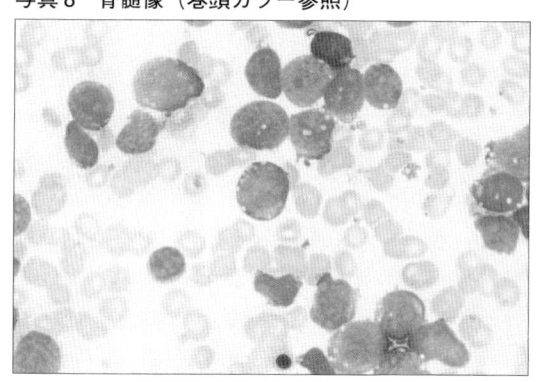

写真8　骨髄像（巻頭カラー参照）

骨髄所見

有核細胞数	$200.6 \times 10^4/\mu l$	表面マーカー	
巨核球数	0	CD2	87.1%
G/E	195/0	CD33	96.6%
芽球	91%	CD34	75.3%
前骨髄球	6%	CD7	3.5%
杆状核球	1%	CD10	0.2%
単球	1%	CD13	83.4%
リンパ球	1%	CD14	0.6%
		CD16	0.6%
芽球の特殊染色		CD19	2.0%
ペルオキシダーゼ染色陽性　陽性		CD38	7.2%
特異的エステラーゼ染色　陽性		CD41a	1.3%
(ナフトール ASD クロロアセテート染色)		HLA-DR	8.4%
非特異的エステラーゼ染色　陰性		抗グリコホリン	0.6%
(エステラーゼブチレート染色)			
染色体分析	45, XX, -7 (20/20)		

　骨髄にペルオキシダーゼ染色陽性・非特異的エステラーゼ染色陰性・特異的エステラーゼ染色陽性の Auer 小体陽性の芽球を 91% 認めた。これより，FAB 分類上，急性骨髄性白血病（M1）と診断した。補助診断として，白血病細胞の表面抗原を検索し，CD13, 33, 34 が陽性であり骨髄系の芽球であることを確認した。染色体分析では，7 番染色体の欠損（Monosomy 7）を認め，予後不良群と考えられた。

Ⅱ. 概説 　　　　　　　　　　急性骨髄性白血病

❶ FAB 分類

　急性骨髄性白血病（AML）の分類には，以前よりFAB分類（French-American-British分類，1976年）が用いられてきた。これは，白血病細胞を血球系統と分化度により分類するもので，遺伝子や表面抗原検索に基づく最近のものと比較し十分な分類法とは言えないが，どこの国・施設においても施行可能であるという点で優れている。

　FAB分類で，AMLはM0からM7の8種類に分類されている。

(1) **M0**：光顕上ペルオキシダーゼ染色陰性の芽球が増えているタイプのうちで，電顕でペルオキシダーゼ染色陽性，リンパ球表面マーカー陰性のものを指す。

(2) **M1**：芽球は分化傾向を示さず，骨髄非赤芽球細胞（NEC）の90％以上を占める。ミエロペルオキシダーゼ染色陽性率3％以上をこのタイプと診断し，3％未満ならほかの検査（電顕，遺伝子検索など）を行い，M0などを含めて注意深く鑑別診断する。

(3) **M2**：芽球が分化傾向を示すタイプで，NECの10％以上が前骨髄球以降に分化しているものを指す（単球は20％以下）。

(4) **M3**：アズール顆粒の豊富な前骨髄球が増殖するタイプ。ほとんどの症例でt(15；17)(q22；q21)の転座が認められる。中には，光顕レベルでアズール顆粒のはっきりしないあるいは微小顆粒（microgranule）を有するタイプ（M3 variant）もある。

(5) **M4**：白血病細胞に単球および骨髄球への分化傾向がみられるものをいう。芽球はNECの30％以上を占め，顆粒球系細胞は，骨髄芽球から分葉核球までを含

めて 30 〜 80 ％，単球形細胞は単球，前単球を中心に 20 〜 80 ％，末梢血中の単球系の細胞が 5,000/μl 以上あることが，診断基準となっている。末梢血中の単球が 5,000/μl 以下であっても，血中・尿中リゾチームが正常値の 3 倍以上，エステラーゼ 2 重染色で単球系細胞の増加など認められれば，M4 と診断する。骨髄のカウント上 M2 と考えられる症例でも，リゾチームなど単球系の細胞が増加している所見があれば，M4 と診断する。M4 の中で，好酸球が NEC の 5 ％以上増加している場合は M4Eo と呼び，inv (16) (p13 ; q22)，t (16 ; 16) (p13 ; q22) の染色体異常を含むことが多く，完全寛解率が高いことが知られている。

(6) **M5**：白血病細胞がはっきりと単球系に分化しているものをいう。単球系細胞は，NEC の 80 ％以上を占める。さらに，単球の分化度に応じて，2 種類［M5a（単芽球 80 ％以上），M5b（単芽球 80 ％未満）］に分ける。

(7) **M6**：赤芽球が，骨髄有核細胞の 50 ％以上で残りの NEC の 30 ％以上が芽球であるタイプ。従来の赤白血病に相当する。

(8) **M7**：基本的には，芽球が骨髄有核細胞の 30 ％以上を占める。光顕でミエロペルオキシダーゼ染色は陰性であるが，電顕で PPO（platelet peroxidase）が陽性であることや巨核球系マーカー（CD41 または CD61）が陽性であることが診断に必要である。

❷ WHO 分類

MDS の部分でも述べられているように，従来は骨髄有核細胞の 30 ％以上が芽球であるものを急性白血病と分類していたが，さまざまな報告により，20 ％以上 30 ％未満の RAEB-t も AML として治療を行っても予後に差がないことなどより RAEB-t を AML に入れた WHO 分類が提唱されている。さらに，4 つのカテゴリー（①定型的な染色体異常を持つもの　②2 血球系以上に形態異常を認めるもの　③治療関連のもの　④その他のもの）に分類されている。

❸治療

　Ara-Cとダウノマイシンかイダマイシンを組み合わせた寛解導入療法を行い，寛解に入った症例に対してHigh dose Ara-Cとアントラサイクリンによる地固め療法を行うのが一般的である．High dose Ara-Cの導入後，多剤併用化学療法による予後が改善されてきており，化学療法単独での完全寛解率は75〜80％，寛解例の30〜40％が無病生存している．

　こうした点をふまえ，造血幹細胞移植療法の適応については十分に考慮して行う．絶対的適応群［① AML/tMDS（MDSであった期間が確認できない*de novo* AML）② overt leukemia　③複雑な染色体異常　④ t（9；22），t（11q 23），⑤ 1回で寛解導入できなかった症例など］に対し，ためらうことなく初回寛解時の出来るだけ早期に移植を行う．

（竹迫　直樹）

Ⅱ. 白血球編

CASE 3

動悸, 息切れ, 全身紫斑, 歯肉出血を認める50歳女性

■症例■
50歳, 女性, 主婦
主訴:動悸, 息切れ, 全身紫斑, 歯肉出血
既往歴:特記すべきことなし
家族歴:特記すべきことなし

■現病歴■
　5月下旬突然両膝に紫斑出現。6月1日動悸, 息切れ, 歯肉出血を認め, 3日紫斑が全身に広がり当科受診。貧血, 血小板減少を認め緊急入院となった。

■理学的所見■
　体温37.6 ℃。皮膚, 眼瞼結膜貧血様, 黄疸なし。全身紫斑, 歯肉出血を認める。腹部軟, 疼痛なし。肝脾腫・リンパ節腫触知せず。下腿浮腫なく, 神経学的所見も正常。

入院時検査所見

末梢血	
RBC	$150 \times 10^4/\mu l$
Hb	5.7 g/dl
Ht	16.1 %
MCV	107.3 fl
MCH	38.0 pg
MCHC	35.4 g/dl
Ret	$7.8 \times 10^4/\mu l$
WBC	9,300/μl
未熟細胞	77 %
好中球	3 %
リンパ球	11 %
好塩基球	6 %
単球	1 %
Plt	$1.6 \times 10^4/\mu l$
PT	16.2 sec
aPTT	200 sec 以上
Fib	38 mg/dl
AT III	105 %
FDP	165.2 μg/dl

生化学	
総蛋白	5.9 g/dl
アルブミン	4.1 g/dl
A/G	2.2
総ビリルビン	0.4 mg/dl
AST	33 IU/l
ALT	30 IU/l
LDH	744 IU/l
ALP	83 IU/l
γ-GTP	37 IU/l
UA	3.5 mg/dl
Cr	0.8 mg/dl
BUN	12 mg/dl
Na	139 mEq/l
K	3.7 mEq/l
Cl	108 mEq/l
CRP	0.6 mg/dl
ESR (1h/2h)	5/12 mmH2O

写真9　末梢血塗抹標本（巻頭カラー参照）

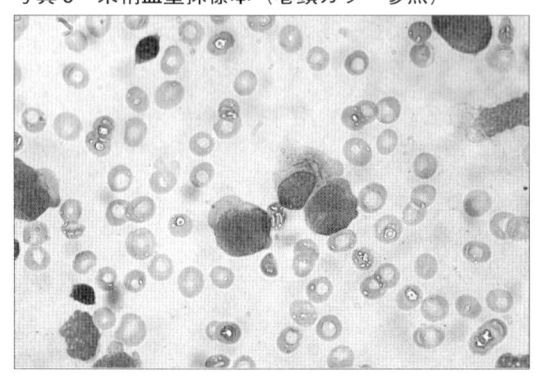

Ⅰ. 診断へのプロセス

　強度の貧血と血小板減少があり，白血球数がやや増えている。全身にわたる紫斑と歯肉出血すなわち強度の出血傾向がみられ，凝固系の検査でPT, aPTTの延長，フィブリノーゲン減少，FDPの増加がみられDICの状況にあることがわかる。標本をみるとアズール顆粒と一部Auer小体陽性の前骨髄球様細胞が77％に認められ，激しい出血傾向と考えあわせ急性前骨髄球性白血病（acute promyelocytic leukemia ; APL）と診断出来る。
　診断を確実なものとするため骨髄穿刺を行い，染色体分析，表面抗原の解析，FISH法によるPML/RAR α遺伝子の検出を行った。

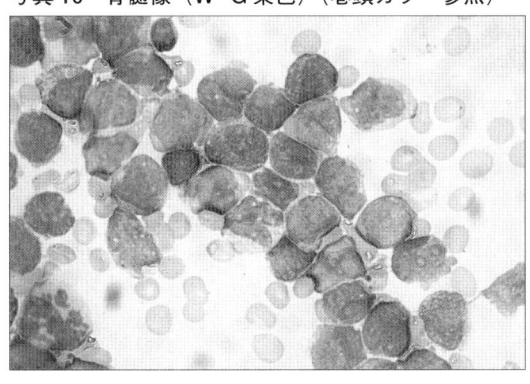

写真10　骨髄像（W-G染色）（巻頭カラー参照）

骨髄所見

有核細胞数	$13.1 \times 10^4/\mu l$
巨核球数	$0/\mu l$
骨髄芽球	2 %
前骨髄球	69.6 %
骨髄球	6.8 %
好中球	1.2 %
リンパ球	2.4 %
赤芽球	18.0 %

骨髄細胞表面抗原解析

CD2	71.9 %
CD7	12.8 %
CD10	6.3 %
CD13	85.7 %
CD14	7.4 %
CD19	6.2 %
CD33	89.9 %
CD34	68.3 %
HLA-DR	9.2 %

骨髄細胞の染色体分析

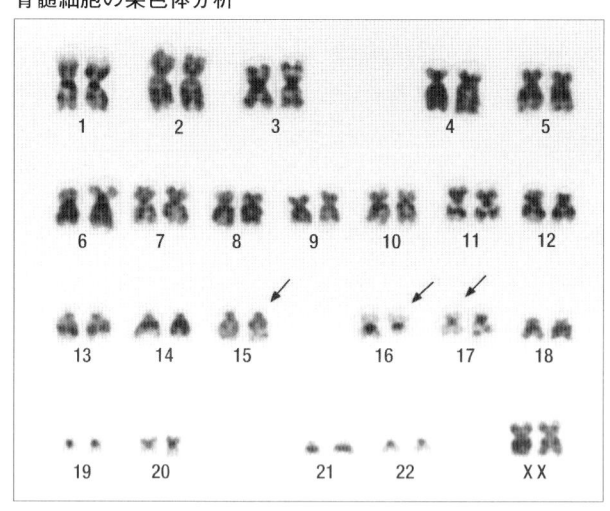

46, XX, t (15 ; 17) (q22 ; q12), del (16) (q12)
APLに特徴的な15, 17転座がみられ, 16番長腕の部分欠失がみられる。

　骨髄で末梢血と同様アズール顆粒と一部 Auer 小体陽性の前骨髄球様細胞が 69.6 % 認められ, 表面抗原解析で CD13/CD33 強陽性, HLA-DR 陰性, 染色体分析で 15, 17 転座がみられ, PML/RAR-α 融合遺伝子が検出されて, APL との確定診断がなされた。

Ⅱ. 概説　　　　　　　　　　　急性前骨髄球性白血病

❶病態，症状

　急性白血病に共通してみられる病態として，骨髄が白血病細胞で充満し正常造血機能が低下して，赤血球減少による貧血症状，好中球減少による易感染性，血小板減少による出血症状などがある。特にAPLではこれに播種性血管内凝固症（DIC）が併発することが多く出血傾向が一層強まる。白血病細胞が臓器浸潤すると肝・脾腫およびリンパ節腫大がみられるようになる。

　FAB分類のM3に相当し，胞体がhypergranularタイプのものと，顆粒が乏しく，小粒なmicrogranular（hypogranular）タイプ（M3 variant）があり，前者で末梢白血球数が減少している例がほとんどで，後者で増加していることが多い。

❷発症機構

　APLの病型特異的染色体異常としてt（15；17）（q22；q21）がある。その結果15番染色体上のPMLと17番染色体上のretinoic acid receptor α chain（RAR α）が相互転座してPML-RAR α 融合遺伝子が形成される。PML-RAR α がRAR α に対して優位（ドミナント）で，RAR α の遺伝子機能を妨げる（ネガティブ）―すなわちPML-RAR α はRAR α に対しドミナントネガティブに働く。

　RAR α はRA response elementsを有する標的遺伝子と結合する。標的遺伝子として骨髄系細胞に特異性の高い転写因子C/EBP ε やIRF-1, STAT1 α, C-MYCおよび細胞周期調節因子p21などがある。RAR α に生理的濃度以上のレチノイン酸が働くとコリプレッサーのSMRTやN-CoRとの会合がはずれ，コアクチベーターであるp300/CBP, SRC-1, p/CAFなどと会合し，ヒストンのアセチル化をきたして標的遺伝子の転写を活性化する。以上よりAPLでは融合遺伝子の存在により骨髄系細胞の分化が止まった状態と理解される。

❸治療

　all-*trans* retinoic acid（ATRA）は PML-RAR α に結合したコリプレッサーを解離し，コアクチベーターを会合させ，ヒストンのアセチル化をきたして標的遺伝子の転写を活性化し血球の分化を押し進める。さらに ATRA は PML-RAR α 融合蛋白を変性させ，野生型 RAR α の機能が高まる。

　ATRA 単独投与で 90％前後の完全寛解が得られる（写真 11）。しかし単独で長期投与すると再発例が多く，再発例に ATRA を再投与しても無効なことが多い。ただし ATRA 単独または化学療法併用で寛解導入後，化学療法で地固め・強化維持療法を行ったほうが化学療法のみの場合と比べ完全寛解率，無病生存率とも勝っている。

　白血球数の多い場合 ATRA 投与により急激に白血球増多をきたし呼吸困難・発熱など，スリガラス様胸部 X 線像を呈するレチノイン酸症候群をおこすことがあり，白血球増多の症例には化学療法を併用することが必要である。その他 ATRA の副作用として皮膚・口唇の乾燥，皮膚炎，Sweet 症候群，胃腸障害，骨痛，高トリグリセリド血症，肝障害などがある。

写真 11　ATRA 投与による白血病細胞の分化誘導療法
　　　　　（巻頭カラー参照）

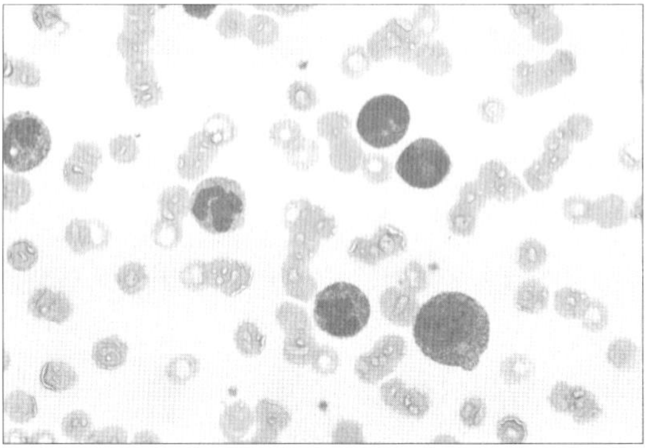

APL 細胞に特徴的なアズール顆粒が分葉核球にも認められる。

（戸川　敦）

Ⅱ. 白血球編

CASE 4

皮下出血斑，鼻出血を訴える 62 歳男性

■症例■
62歳，男性
主訴：皮下出血斑
既往歴：特記すべきことなし

■現病歴■
3月下旬皮下出血斑，鼻出血が出現。4月9日近医を受診，汎血球減少症を指摘され入院。

■理学的所見■
体温36.4℃，脈拍88/分・整，血圧120/70 mmHg。前胸部に多数の点状皮下出血斑を認める。皮膚，眼瞼結膜高度貧血様，黄疸なし。心尖部で収縮期雑音聴取。腹部軟，疼痛なし。鎖骨中線上で肝を4横指触知。脾腫（−）。両鼠径部にリンパ節腫を数個触知。下腿浮腫なく，神経学的所見も正常。

初診時検査所見

末梢血			生化学	
RBC	$228 \times 10^4/\mu l$		総蛋白	5.7 g/dl
Hb	7.4 g/dl		アルブミン	3.2 g/dl
Ht	20.4 %		A/G	1.3
MCV	89.5 fl		総ビリルビン	0.6 mg/dl
MCH	32.4 pg		AST	24 IU/l
MCHC	36.2 g/dl		ALT	18 IU/l
Ret	$1.1 \times 10^4/\mu l$		LDH	279 IU/l
WBC	$3,900/\mu l$		ALP	64 IU/l
芽球	20 %		CHE	233 mg/dl
好中球	9 %		UA	3.5 mg/dl
リンパ球	71 %		Cr	0.8 mg/dl
Plt	$5,000/\mu l$		BUN	17 mg/dl
PT	12.4 sec		Na	137 mEq/l
aPTT	24.3 sec		K	3.9 mEq/l
ESR	75 mmH2O/h		Cl	103 mEq/l
			血清鉄	312 $\mu g/dl$
			CRP	0.1 mg/dl

写真12　末梢血塗抹標本（巻頭カラー参照）

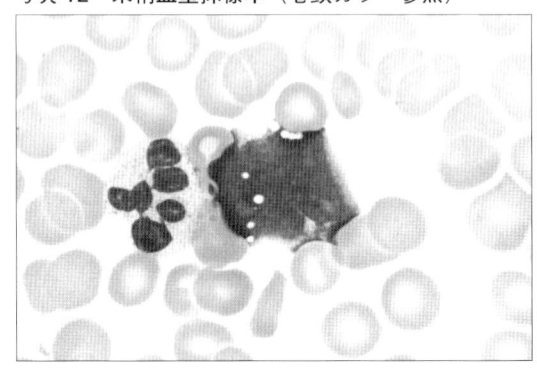

I. 診断へのプロセス

　高度の貧血と血小板減少，血小板減少によると思われる鼻出血・皮下出血などの強い出血傾向，末梢血塗抹標本上にみられる幼若芽球，LDHの軽度の上昇などいずれも急性白血病を疑わせる所見である。確定診断として芽球が血液細胞に由来し，かつクロナリティを有するか否かをみるため骨髄細胞の細胞化学染色，染色体分析，細胞表面抗原分析を行った。

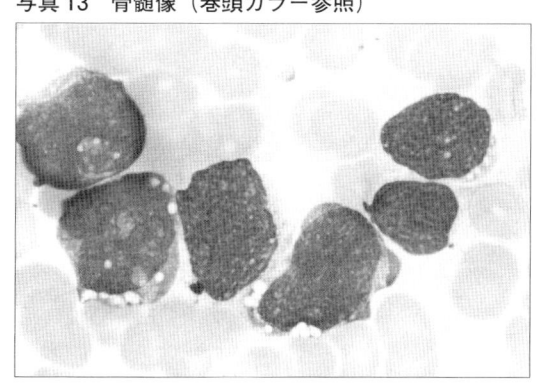

写真13　骨髄像（巻頭カラー参照）

骨髄細胞表面抗原解析

CD2	1.9 %	CD20	84.4 %
CD3	3.0 %	CD22	88.7 %
CD5	3.6 %	CD25	4.4 %
CD7	1.0 %	CD33	4.8 %
CD10	90.0 %	CD34	1.0 %
CD13	5.0 %	CD38	1.2 %
CD19	93.4 %	TdT	91.6 %
		HLA-DR	94.2 %
		細胞内 Ig (CyIg)	μ鎖陽性

骨髄細胞の染色体分析

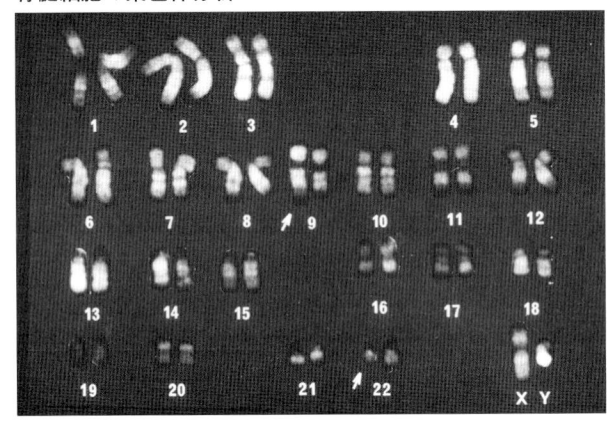

　骨髄像で有核細胞の96％に末梢血と同様の大型で，核クロマチンが不均一で大型の核小体と，ときに胞体内に空胞がみられる芽球様細胞（FAB分類のL2に相当）を認め，ミエロペルオキシダーゼ・パス染色とも陰性，骨髄細胞の染色体分析で20/20個にPhiladelphia染色体（Ph）を認め，90％以上の細胞がCD10, 19, 22, 79a, HLA-DR, TdT, Cy μ（細胞内免疫グロブリン μ）陽性であった。すなわち芽球は血液細胞由来でクロナリティがみられる。

　Ph陽性なのでさらに検査を進めたところ，NAP score 270, 陽性率80％であり，またFISH法でBCR-ABL融合遺伝子が確認され，Ph/BCR-ABL陽性ALLと診断した。

II. 概説　Ph/BCR-ABL 陽性急性リンパ性白血病

❶概念

　Ph/BCR-ABL陽性ALLはREAL分類ないし新WHO分類でB-cell neoplasmaの中のPrecursor B-cell neoplasmaに含まれる1つの亜型で，大人のALLの20～30％（小人のALLで10％）を占める。

　Ph/BCR-ABL陽性ALLがCMLの急性転化によるものか，*de novo*のALLなのか鑑別は難しい。急性転化例で慢性期にみられた肝・脾腫や好酸球，好塩基球増加，骨髄球，後骨髄球など顆粒球の各成熟段階がみられることがある。寛解後にPhが残存する場合はCMLの急性転化例，消失する場合は*de novo*のALLと言われているが，CMLの急性転化例でも治療によりPhの消失する例もあり絶対的なものではない。一般にCML急性転化時にはmajor BCR-ABL（p210蛋白）が，*de novo* Ph ALLではminor BCR-ABL（p190蛋白）が認められる。しかしまれにCMLでminor BCR-ABLを示す症例があり，BCR-ABLのみから両者を厳密に鑑別することは難しい。

❷治療

　conventionalな化学療法により7割近くの患者に完全寛解が得られるが，平均寛解期間は8ヵ月と短く，2～3年の生存率は0～15％に過ぎない。CMLで盛んに用いられているSTI 571，メシルイマチニブ（グリベック）の単独投与でも寛解は得られるが寛解期間は短く，他剤との併用が必要である。唯一治癒の狙える同種造血幹細胞移植により60％以上の生存が期待できる。最近では非血縁者でも良い成績が得られている。

（戸川　敦）

Ⅱ. 白血球編

CASE 5

呼吸困難，全身リンパ節腫脹をきたした79歳女性

■症例■

79歳，女性，主婦
主訴：全身リンパ節腫脹，呼吸困難
既往歴：特記すべきことなし
家族歴：両親佐渡島出身，夫栃木県出身，長女 non-Hodgkin lymphoma，抗HTLV-1抗体（−）

■現病歴■

下腿浮腫，腹部腫瘤，左側腹部痛で受診。受診時，全身リンパ節腫脹を認め，リンパ節生検目的で入院となった。

■理学的所見■

身長体重不測，体温36.4℃，血圧142/70 $mmHg$，脈拍84/分・整，貧血，黄疸を認めず。両肺野でcoarse cracklesを聴取。心雑音なし。肝脾腫なし。下腿浮腫著明。皮疹なし。神経学的異常所見なし。リンパ節腫張：両側頸部30×20 mm，両側鎖骨下10×10 mm，右腋窩70×45 mm，左腋窩50×45 mm，両側鼠径部に30×20 mm までのリンパ節多数触知。

入院時検査所見

末梢血	
RBC	$402 \times 10^4/\mu l$
Hb	12.7 g/dl
Ht	37.8 %
MCV	95.6 fl
MCH	32.4 pg
MCHC	35.2 g/dl
Ret	$4.02 \times 10^4/\mu l$
WBC	11,000/μl
好中球	52 %
リンパ球	4 %
単球	3 %
芽球	3 %
花冠状細胞	38 %
Plt	$36 \times 10^4/\mu l$
PT	12.3 %
aPTT	26.1 sec
Fib	384.7 mg/dl

生化学	
総蛋白	5.5 g/dl
アルブミン	3.1 g/dl
A/G	1.3
総ビリルビン	1.0 mg/dl
AST	37 IU/l
ALT	20 IU/l
LDH	740 IU/l
ALP	526 IU/l
γ-GTP	32 IU/l
Ch-E	226 IU/l
UA	4.0 mg/dl
Cr	0.7 mg/dl
BUN	18 mg/dl
Na	135.8 mEq/l
K	4.11 mEq/l
Cl	106.8 mEq/l
Ca	12.3 mg/dl
Glu	107 mg/dl
CRP	0.1 mg/dl
IgG	951 mg/dl
IgA	102 mg/dl
IgM	108 mg/dl

写真14　末梢血塗抹標本（巻頭カラー参照）

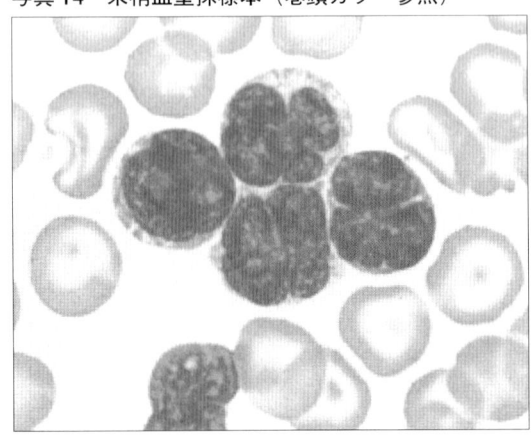

I. 診断へのプロセス

　理学的所見で肺雑音を認め，胸部X線像上胸水を認めることから呼吸困難の原因は胸水貯留によるものと考えられる。また，全身リンパ節腫張を認めることより造血器腫瘍，悪性腫瘍の全身転移，ウィルス感染症などが鑑別に挙げられる。

　本症例は，特徴的な花冠状の異常細胞が末梢血中に認められることから成人T細胞性白血病（ATL），菌状息肉症，Sézary症候群などが考えられ，異常細胞の表面マーカー，抗HTLV-1抗体などを検索した。

検査結果

末梢血花冠状細胞の表面マーカー	
CD2	97 %
CD3	2 %
CD4	92 %
CD5	51 %
CD7	5 %
CD8	2 %
CD25	88 %

血清	
抗HTLV-1抗体価	×16,384
Western blot	
gp46(+), p53(+), p24(+), p19(+)	
Southern blot	
腫瘍細胞に単クローン性プロウィルスDNAを証明	
s-IL2 receptor α鎖	94,503 U/ml
C-PTHrP	567 $pmol/l$
TCR-β鎖，γ鎖遺伝子再構成あり，δ鎖遺伝子欠失	

　末梢血中にCD4，CD25陽性細胞の増加を認め，抗HTLV-1抗体陽性，Southern blottingでHTLV-1プロウィルスの単クローン性の組み込みを確認しATLと診断した。病型は，末梢血中のATL細胞の増加と血清中のLDH高値から，急性型が考えられる。

II. 概説　　　　　　　　　　　　成人T細胞性白血病

❶診断

　本疾患は，日本の南西部，九州・沖縄の海岸沿いに多発することが知られているが，本症例のように，佐渡島にも散見される。病因はレトロウィルス科オンコウィルス亜科に属する HTLV-1（human T-lymphotropic virus type-1）の感染による。このウィルスの遺伝情報は RNA でコードされている。細胞に感染後逆転写酵素により DNA に変換され感染細胞の DNA に組み込まれる。この組み込まれた状態のウィルスをプロウィルスと呼ぶ。このウィルスを構成する遺伝子の中で pX 遺伝子が重要で，その遺伝子産物の1つ p40 蛋白が IL-2 およびその受容体である IL-2 receptor α 鎖遺伝子の転写活性を亢進させ感染細胞に IL-2 receptor α 鎖を構成的に発現させ，感染細胞の増殖を促す。

　特異的な臨床症状はないが，末梢血中に特徴的な flower cell が認められ ATL を強く疑うことができる。典型的細胞では核に花弁状といわれる切れ込み・分葉がみられる。細胞は，CD4＋CD8－であることが多く，IL-2 receptor α 鎖である CD25 が陽性であることも特徴的である。一部プロテアーゼによって細胞膜貫通部位，細胞内部位を失って細胞外に遊離する。これが可溶性 IL-2 receptor α 鎖で ATL で高値を示す。

　血清学的には，抗 HTLV-1 抗体が陽性であることが重要である。最終的には，ATL 細胞 DNA を用いた Southern blot 法で HTLV-1 プロウィルスの単クローン性の組み込みを確認して確定診断とする。

　なお ATL は成熟 T 細胞の単クローン性増殖なので T 細胞受容体遺伝子（β鎖またはγ鎖）の単一の再構成バンドが検出できる。

❷分類

　現在 ATL は次の4種類に分類されている。（表1）

表1 ATLの診断基準

	くすぶり型	慢性型	リンパ腫型	急性型
抗HTLV-1抗体	＋	＋	＋	＋
リンパ球（×$10^3/\mu l$)	＜4	≧4	＜4	＊
異常Tリンパ球	≧5％	＋	≦1％	＋
T細胞マーカーを持つflower cell	みられる	みられる	－	＋
LDH	≦正常値1.5倍	≦正常値2倍	＊	＊
補正カルシウム値（$mmol/l$)	＜2.74	＜2.74	＊	＊
リンパ節腫大	－	＊	＋	＊
腫瘍部位				
皮膚	＊	＊	＊	＊
肺	＊	＊	＊	＊
リンパ節	－	＊	＋	＊
肝臓	－	＊	＊	＊
消化管	－	＊	＊	＊
脾臓	－	＊	＊	＊
中枢神経	－	－	＊	＊
骨	－	－	＊	＊
腹水	－	－	＊	＊
胸水	－	－	＊	＊

＊：診断に必須ではない。　　　　　　　(Shimoyama M et al : Br J Haematol 1991 ; 79 : 428)

(1) くすぶり型

　末梢白血球数は正常であるが，ATL細胞は認められる。抗HTLV-1抗体陽性で，リンパ節をはじめとして臓器浸潤は認められない。

(2) 慢性型

　末梢血中に多数のATL細胞を認めしばしば10,000/μl以上を呈する。高カルシウム血症は認めず，LDH値は基準値の2倍以下。臓器障害は少なく，急性転化しなければ長期生存出来る。

⑶リンパ腫型

ATL 細胞の増殖がおもにリンパ節にあり，末梢血中には正常リンパ球の1％以下でほとんどみかけられない。すなわちリンパ腫の病態を示す。リンパ節生検で，ATL 細胞の腫瘍性増殖がみられる。

⑷急性型

ATLの50〜60％を占め，発症は急激で，リンパ節腫，肝・脾腫，肺，皮膚，中枢神経など諸臓器への腫瘍細胞の浸潤，高LDH，高Ca血症がみられる。Ca高値の原因はHTLV-1を構成するtaxがコードする蛋白Taxが副甲状腺ホルモン関連ペプチド（parathyroid hormone-related peptide；PTHrP）遺伝子の転写を亢進させ，PTHrPが多量に産生されるためである。

以上をまとめると，急性型とリンパ腫型はaggressiveな経過をとることが多く，ともに多彩な臓器浸潤，高LDH血症，高Ca血症を伴う。一方慢性型とくすぶり型は緩慢な経過をたどることが多く，白血化を認めるも浸潤はリンパ節，皮膚，肝脾または肺に限られ，高Ca血症，高LDH血症は認められない。

❸治療

　治療の対象となるのは，急性型とリンパ腫型である。慢性型については，症状に応じて単剤での治療を考慮する。ATLは基本的には白血化したT細胞性悪性リンパ腫と考えられるので，アドリアマイシンやシクロホスファミドなどを主剤とした治療を行う（表2）。

　ATLは決して治療反応性が悪いわけではなく，寛解に入る症例が多いが，早期に再発する。再発後は，さまざまな救援療法に対して難反応性で，最終的には高Ca血症などの全身合併症により死亡する症例が多い。従って，移植可能な急性型，リンパ腫型の症例はHLA検査を本人と同胞で行い移植の可能性についてあらかじめ調べておくことが大切である。移植のタイミングとしては，化学療法後の完全寛解または部分寛解に入った後の数ヵ月と考えられる。

　高Ca血症にビスホスホネートが有効である。

表2　JCOGのLSG15プロトコール

LSG15

A.	Vincristine	1.0 mg/m^2	iv
	Cyclophosphamide	350 mg/m^2	iv
	Adriamycin	40 mg/m^2	iv
	Prednisolone	40 mg/m^2	iv
B.	Adriamycin	30 mg/m^2	iv
	Ranimustine	60 mg/m^2	iv
	Prednisolone	40 mg/m^2	iv
C.	Vindesine	2.4 mg/m^2	iv
	Etoposide	100 mg/m^2	iv　day15, 16, 17
	Carboplatin	250 mg/m^2	iv
	Prednisolone	40 mg/m^2	day15, 16, 17

Aをday1，Bをday8，Cをday15に行う。
このサイクルを4週おきに7コース施行。
コース1, 3, 5の血球回復期に，Methotrexate 15 mg，prednisone 10 mgの骨髄注を行う。

（竹迫　直樹）

Ⅱ. 白血球編

CASE 6

体動時息切れと白血球増多をきたした
70 歳男性

■症例■

70歳，男性
主訴：体動時息切れ
既往歴：47歳 糖尿病
生活歴：喫煙なし，機会飲酒

■現病歴■

糖尿病の経過観察中に体動時の息切れを自覚。外来での採血の結果，貧血と白血球増多を指摘された。

■理学的所見■

体温36.5 ℃，脈拍92/分・整，血圧132/72 $mmHg$。眼瞼結膜貧血様，黄疸なし。心尖部で駆出性雑音（Levine 2/Ⅵ）聴取。肺雑音を認めず。肝触知せず，脾2横指触知。神経学的異常所見なし。

初診時検査所見

末梢血			生化学	
RBC		$281 \times 10^4/\mu l$	TP	$7.4\,g/dl$
Hb		$8.8\,g/dl$	Alb	$3.9\,g/dl$
Ht		$21.6\,\%$	T-Bil	$0.9\,mg/dl$
MCV		$90.3\,fl$	LDH	$396\,IU/l$
MCH		$25.6\,pg$	ALP	$219\,IU/l$
MCHC		$29.0\,g/dl$	AST	$8\,U/l$
Ret		$4.5 \times 10^4/\mu l$	ALT	$11\,U/l$
WBC		$16,300/\mu l$	γ-GTP	$15\,IU/l$
	芽球	$1\,\%$	BUN	$11\,mg/dl$
	骨髄球	$14\,\%$	Cr	$0.7\,mg/dl$
	桿状核球	$46\,\%$	cCa	$8.2\,mg/dl$
	分葉核球	$21\,\%$	Glu	$173\,mg/dl$
	好塩基球	$5\,\%$	HbA1c	$7.10\,\%$
	単球	$3\,\%$	UA	$5.2\,mg/dl$
	リンパ球	$10\,\%$	T-chol	$117\,mg/dl$
Plt		$59.5 \times 10^4/\mu l$	TG	$90\,mg/dl$
血清鉄		$35\,\mu g/dl$	Na	$137\,mEq/l$
血清フェリチン		$4.7\,ng/ml$	K	$3.7\,mEq/l$
			Cl	$99\,mEq/l$

写真15　末梢血塗抹標本（巻頭カラー参照）

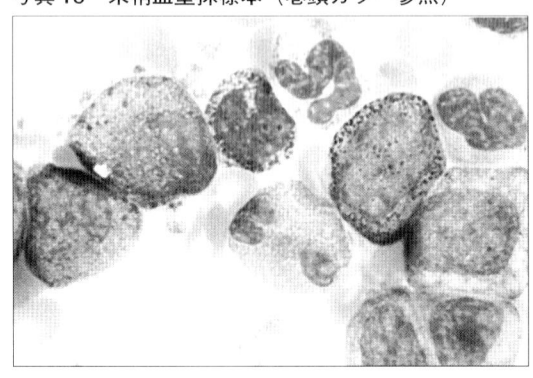

I. 診断へのプロセス

　本症例の体動時息切れは，貧血によるものと考えられる。小球性，低色素性で血清鉄，血清フェリチンの低下が認められ鉄欠乏性貧血が考えられる。加えて末梢血中の白血球増多，未熟な骨髄芽球から成熟した顆粒球までみられ，好塩基球増加，血小板増多さらに脾腫を認めることから慢性骨髄性白血病（CML），骨髄線維症，CML以外の骨髄増殖性疾患，類白血病反応が疑われ，NAP score，血清葉酸，ビタミンB12の測定および骨髄穿刺・生検を行った。

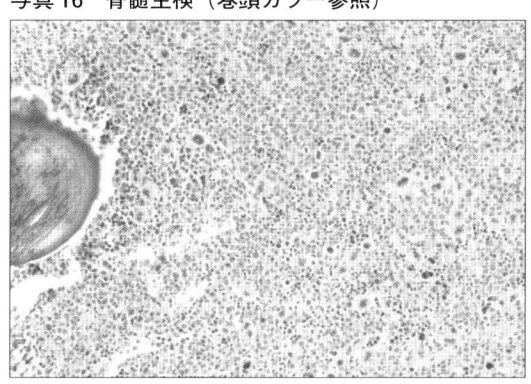

写真16　骨髄生検（巻頭カラー参照）

写真17　骨髄像（巻頭カラー参照）

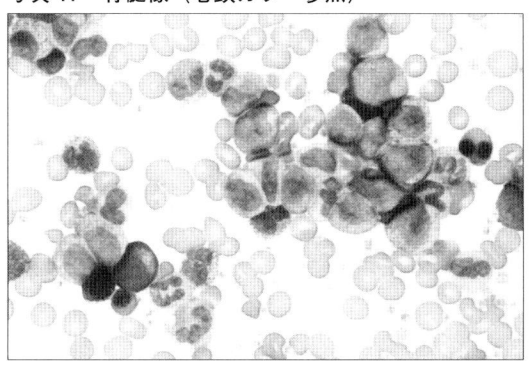

骨髄所見	
有核細胞数	$59.5 \times 10^4/\mu l$
巨核球数	$60/\mu l$
G/E	11
骨髄芽球	0.8 %
前骨髄球	3.8 %
幼若骨髄球	21.4 %
成熟骨髄球	22.4 %
後骨髄球	7.8 %
杆状核球	24.4 %
分葉核球	7.6 %
リンパ球	3.4 %
単球	0.2 %
形質細胞	0.4 %
好塩基性赤芽球	1.2 %
多染性赤芽球Ⅰ	2.2 %
多染性赤芽球Ⅱ	3.2 %
正染性赤芽球	1.2 %

検査成績	
好中球アルカリホスファターゼ	
陽性指数 (score)	102（正常値 156〜334）
陽性率	20
VitB$_{12}$	13,475 pg/ml
葉酸	23.9 pg/ml
β 2MG	3.2 mg/l
ハプトグロビン	357 mg/dl

骨髄は過形成で，未熟な骨髄芽球から成熟した顆粒球まで，各分化段階の顆粒球がほぼ正常の比率で増殖し，巨核球も増えている．NAP score 低値，血中葉酸およびビタミン B$_{12}$ の増加を認め CML が強く示唆された．確定診断のため，骨髄細胞の染色体分析，遺伝子検索を行った．

検査結果	
染色体分析	46, XY, t (9 ; 22) (q34 ; q11)
FISH (BCR-ABL)	98/100
BCR-ABLmRNA	(+)

染色体検査の結果 t (9 ; 22) (q34 ; q11) でフィラデルフィア染色体 (Ph) が認められ，遺伝子解析で BCR-ABL の遺伝子再構成を認めた．

以上より，本症例は，Ph 陽性の古典的慢性骨髄性白血病と診断した．鉄欠乏性貧血の原因は，好塩基球増加のため高ヒスタミン血症が生じ，その結果胃潰瘍を合併したと考え胃カメラを施行したところ胃体部に潰瘍を認め，抗潰瘍薬による治療を施した．

Ⅱ. 概説 　　　　　　　　　　　　　慢性骨髄性白血病

❶診断

　CMLは骨髄増殖性疾患の中で，主として顆粒球系細胞の腫瘍性増殖をきたす疾患として位置づけられている．CMLは大きく①古典的CML，②非典型的CML（atypical CML, aCML），③小児型CML（juvenile type CML, jCML）の3種類に分けられる．

(1)古典的CML

　いちじるしい脾腫，10,000/μl以上の白血球増多，好塩基球の増加，NAP score低値，骨髄中の顆粒球系細胞の過形成，血球の形態異常を認めないPh染色体陽性のものをいう．これらの特徴的な所見より典型的な症例では診断は比較的容易である．

　CMLではPh上でBCR/ABLキメラ遺伝子が形成され，その翻訳産物であるBCR/ABLタンパク質のチロシンキナーゼ活性の亢進が病気の本質と考えられている．CMLの病期分類を表1に示す．

(2) aCML

　慢性好中球性白血病（CGL）にも慢性骨髄単球性白血病（CMML）にも属さず，また古典的CMLにも属さないShepherdらが提唱した疾患群（表2）で，CMLの10％を占める．
　ⓐ末梢血中に好塩基球をほとんど認めない
　ⓑ未熟顆粒球および成熟好中球はいちじるしく増加
　ⓒ単球の比率は2/3の症例で4％以上
　ⓓNAP scoreは1/3の症例で高値を示す
　ⓔ特異的な染色体異常（Phなど）を認めない
などが特徴である．予後は悪く，1年と報告されている．この疾患群は，形態の異常を認めること，MDSより移行した例も報告されていることより，FABグル

表1　CMLの病期分類

慢性期
1. 重篤な自覚症状なし
2. 移行期および急性転化の特徴がない

移行期
1. 薬剤を増量・間隔の短縮を行っても白血球数のコントロールが困難
2. 5日間以内の急激な白血球数の増加
3. 末梢血または骨髄中の芽球の比率が10%以上
4. 末梢血または骨髄中の芽球＋前骨髄球の比率が20%以上
5. 末梢血における好塩基球＋好酸球の比率20%以上
6. 薬剤により改善しない貧血または血小板減少
7. 持続性の血小板増多症
8. 新たな付加的染色体異常
9. 治療難反応性の脾腫
10. 骨髄線維症または腫瘤形成型への進行

急性転化
1. 末梢血または骨髄における芽球＋前骨髄球が30%以上

表2　CGl, aCML, CMMLの鑑別

	CGL	aCML	CMML
好塩基球	≧2%	<2%	<2%
単球	<3%	3〜10%	≧3%（通常は≧10%）
顆粒球系の異形成	−	++	+
未熟顆粒球	>20%	10〜20%	≦10%
芽球	≦2%	>2%	<2%

ープも独立した疾患群なのかどうか明言を避けている。

(3) JCML

　主として，4歳以内に発症し，白血球増多，顆粒球および単球の増加，血小板減少，貧血を認める。Phは陰性であり，成人のCMLとは発症機序が異なることが考えられている。

❷治療

(1)慢性期

　CMLは造血幹細胞レベルでの異常であり，慢性期の治療はこの異常クローンを消失または減少させることを目的とする．現在治療法として以下のものがある．

ⓐハイドロキシウレア・ブスルファン

　　インターフェロン α（IFN α）やメシル酸イマチニブ登場前の治療の主剤であった．無病生存率の延長は期待できないが，安価であること，副作用が少ないこと，経口投与が可能であることから現在でも高齢者や全身状態が悪くインターフェロンや造血幹細胞移植の適応のない症例に使用されている．大規模多施設共同研究でブスルファンとハイドロキシウレアを比較した場合，5年生存率はハイドロキシウレアのほうが良いとの結果がでている（44% vs 32%）．また，同胞間の移植を行った症例で移植前の治療がブスルファンであった群はハイドロキシウレア群と比較して生存率の悪いことが知られており，これらのことからハイドロキシウレアの使用が薦められる．

ⓑ IFN α

　　従来の化学療法に比較しIFN αが有効なことはすでに数多く報告されている．Kantarijanらによると，血液学的寛解（表3）が80%，major CRが38%の症例にみられるという．IFN αの使い方は，最初ハイドロキシウレアで白血球数を10,000/μl程度まで減少させ，それからインターフェロンαの併用を開始する．ハイドロキシウレアの投与量を減量しつつ血小板数50万以下，白血

表3　血液学的寛解判定基準

完全寛解（Complete Remission）
WBC＜10,000/μl ＋ 脾腫および臨床症状の消失 ＋ 幼若芽球＜1%
部分寛解（Partial Response）
1. WBC＜10,000/μl ＋ 脾腫は50%以上は縮小しているが臨床症状の残存 　　または幼若芽球＞1%
2. WBC 10,000〜20,000 /μl
非寛解（No Response）
上記に該当しないもの

球数 3,000 前後にコントロール出来たら IFN α 単独投与とする。ただし，インターフェロンは副作用が強いこと，自己注射が必要なことより施行不可能な症例も多い。

ⓒ 造血幹細胞移植

同種造血幹細胞移植は，異常クローンを正常幹細胞に置き換えることにより治癒が期待できる治療法である。前処置および移植後の graft versus leukemia (GVL) 効果により異常細胞の減少，消滅が期待できる。HLA 適合同胞ドナーによる第 1 慢性期の移植の場合，5 年生存率は 73％に達していて，移植が first choice の治療となる由縁である。ただし移植が受けられる条件は厳しく，HLA 一致の同胞がいること，50 歳以下であること（20 歳以下で非血縁者間移植が行われる），臓器障害のないことなどである。

ⓓ メシル酸イマチニブ

BCR/ABL タンパク質のチロシンキナーゼ活性の亢進が病気の本質と考えられており，本剤は BCR/ABL タンパク質の ATP 結合部位に特異的に結合する。そのため ATP の結合が競合的に阻害されリン酸化シグナルが抑制され結果的に腫瘍の増殖が抑えられる。チロシンキナーゼは，体内に約 60 種類あって，細胞が働くためには必須の酵素である。しかし，STI 571 はこの内のわずか 3 種類にしか働かず，その 1 つが慢性骨髄性白血病の原因となっている abl チロシンキナーゼである。

メシル酸イマチニブ 400 mg/day の経口投与で約 95％の症例に血液学的完全寛解が得られ，Ph が 1〜35％まで減少するいわゆる主要細胞遺伝学的効果 major cytogenetic response（major CGR）が約 85％の症例にみられ，完全に消失する complete CGR が 75％の症例にみられる（表 4）。副作用として貧血，好中球減少，血小板減少，悪心，嘔吐，眼瞼浮腫，皮疹，筋肉痛などあるが重篤なものは少ない。IFN α に比べはるかに有効率が高く副作用も少ないため，いずれ CML の第 1 選択薬になるものと予測されるが，長期予後に関して不明であり今後の検討が必要である。

表4 細胞遺伝学的効果判定基準（染色体検査による効果判定基準）

Complete Cytogenetic Response
フィラデルフィア染色体の消失を少なくとも1回確認
Major Cytogenetic Response
Phが少なくとも1回 1〜34％になった場合
Minor Cytogenetic Response
Phが少なくとも1回 35〜95％になった場合
No Cytogenetic Response
Phが常に100％の場合

(2)移行期・急性転化期

　移行期，急性転化期にもメシル酸イマチニブは有用で600 mg/dayの投与で45％の症例に血液学的寛解が得られ，33％にmajor CGRが，24％にcomplete CGRが得られている．

　2年無病生存率は約50％である．しかし第2慢性期の期間は短く，造血幹細胞移植を考慮にいれる必要がある．

（竹迫　直樹）

II. 白血球編

CASE 7

白血球(リンパ球)増加で来院した 76 歳男性

■症例■
76歳, 男性, 無職
主訴:白血球(リンパ球)増多
既往歴:糖尿病, 慢性胃腸炎

■現病歴■
　胃腸症状で近医受診し投薬により症状改善。白血球(リンパ球)増多を指摘され精査のため来院。その他症状なし。

■理学的所見■
　体温36.0 ℃, 脈拍70/分・整, 血圧100/60 $mmHg$。貧血, 黄疸無し。心音正常。腹部軟, 圧痛なし。脾を左季肋下に1横指触知, 軟。肝・リンパ節腫なし。浮腫なし。神経学的所見も正常。

初診時検査所見

末梢血		生化学	
RBC	$437 \times 10^4/\mu l$	総蛋白	7.0 g/dl
Hb	13.8 g/dl	アルブミン	4.8 g/dl
Ht	43.1 %	A/G	2.2
MCV	98.6 fl	総ビリルビン	0.92 mg/dl
MCH	31.6 pg	AST	23 IU/l
MCHC	32.0 g/dl	ALT	17 IU/l
Ret	$6.8 \times 10^4/\mu l$	LDH	170 IU/l
WBC	$13,600/\mu l$	ALP	280 IU/l
好中球	35.9 %	γ-GTP	17 IU/l
リンパ球	56.8 %	UA	5.6 mg/dl
単球	3.1 %	Cr	0.99 mg/dl
Plt	$14.9 \times 10^4/\mu l$	BUN	17 mg/dl
尿		Na	142 mEq/l
蛋白	－	K	4.5 mEq/l
糖	＋3	Cl	104 mEq/l
ウロビリノーゲン	±	血糖	125 mg/dl
沈渣		HbA1c	6.0 %
白血球	1-4/HPF	CRP	0 mg/dl
扁平上皮	1-4/HPF	PT	12.7 sec
EBV	－	aPTT	27.6 sec
		Coombs direct	－
		indirect	－

写真18　末梢血塗抹標本（巻頭カラー参照）

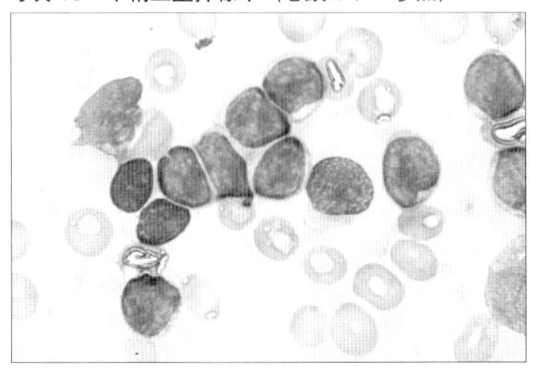

I. 診断へのプロセス

7,725/μl と増加しているリンパ球は末梢血塗抹標本で見られるように成熟型である。リンパ球増多をきたす原因疾患を示す。

1. 感染症
   伝染性単核球症（Epstein-Barrウィルス），サイトメガロウィルス感染症，ウィルス性肝炎，ブルセラ症，百日咳，腸チフス，結核，梅毒
2. 造血器腫瘍
   急性リンパ性白血病，慢性リンパ性白血病，悪性リンパ腫の白血化
3. 一過性リンパ球増加
   外傷，急性心不全，心筋梗塞，敗血症性ショック，てんかん発作
4. 持続性リンパ球増加
   慢性関節リウマチ，癌，喫煙者，胸腺腫，サルコイドーシス，Wegener肉芽腫

これら疾患の鑑別にもっとも重要なことは，リンパ球が単クローン性に増えているかどうかをみることで，そこで末血リンパ球の CD45 ゲーティングによる表面抗原の解析と染色体分析を行った。

CD45 ゲーティング

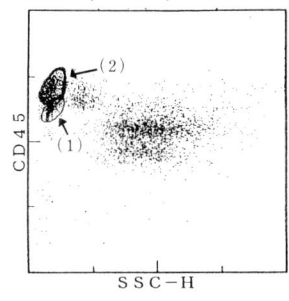

CD45弱陽性群(1)，強陽性群(2)をそれぞれゲーティングし，種々の抗体と反応させた場合の陽性細胞比率を表す。本症の腫瘍細胞はCD45弱陽性群に属している。

		(1)%	(2)%
	NC(G)	0.1	0.1
	NC(R)	0.1	0.4
T系	CD2	3.3	97.7
	CD3	1.3	82.3
	CD4	1.3	47.9
	CD5	64.4	82.0
	CD7	1.8	94.8
	CD8	1.4	42.2
B系	CD10	1.5	2.2
	CD19	97.7	2.1
	CD20	92.0	5.1
	CD23	10.0	0.5
	K-ch.	52.5	0.3
	L-ch.	2.8	0.6
その他	CD11c	1.7	5.3
	CD16	2.6	22.1
	CD25	96.0	28.1
	CD30	1.7	0.6
	CD34	0.1	0.1
	CD56	0.8	29.3

リンパ球表面抗原の解析の結果、クローン化が明らかにされた。リンパ球はSmIg（κ）＋，CD19＋＋，20＋，23±，5＋，10－，11c－，25＋＋の表面抗原を有する。これを下表の慢性B細胞性白血病や白血化したB細胞性NHLの表面抗原と比較するとB-CLL（B細胞性慢性リンパ性白血病）の表面抗原にもっとも近い。B-CLLの約60％に低親和性IgEレセプターであるCD23が陽性であるが、本例では弱陽性を示す。そのほかCD5が陽性でhairy cell leukemia HCLあるいはhairy cell leukemia variant HCLvと鑑別可能である。CD25が強陽性なのが目を引く。

染色体分析で46, XYの正常核型が得られた。

慢性B細胞性白血病と白血化B細胞性NHLの免疫学的特徴

マーカー	慢性B細胞性白血病				白血化B細胞性NHL		
	B-CLL	B-PLL	HCL	HCLv	FCL	MCL	SLVL
表層免疫グロブリン	++w	++s	++	++	++s	++s	++
胞体内免疫グロブリン	±	±	－	－	－	－	－
表層H鎖タイプ	$\mu, \mu\delta, \delta(\gamma, \alpha)$	$\mu, \mu\delta(\gamma, \alpha)$	$\mu, \mu\delta, \gamma, \alpha$	γ	$\mu, \mu\delta, \gamma$	$\mu, \mu\delta$	$\mu, \mu\delta, \gamma$
CD19	++	++	++	++	++	++w	++
CD20	++w	++	++s	++	++	++s	++
CD22	+w	++s	++s	++	++	+	++s
CD23	++	－	－	±	±		±
CD24	++	++	－	－	++	++	++
CD5/CD6	++	±	－	－	±	++	±
CD10	－	±	±		+w		±
CD11c	+		++	+	－	－	－
CD25	+w	－	++	－		－	+
CD103	－		++	+			
CD138							
FMC7	±	++s	++	++	++	+	++

－；白血病細胞の10％未満が陽性　±；10〜25％が陽性　＋；25〜75％が陽性　＋＋；75％より多く陽性
w；弱い　s；強い
B-CLL；B細胞性慢性リンパ性白血病　B-PLL；B細胞性前リンパ球性白血病　HCL；hairy cell leukemia
HCLv；HCL variant
SLVL；splenic lymphoma with villous lymphocytes　MCL；mantle cell lymphoma　FCL；follicular cell lymphoma

（van Dongen JJM et al: Immunobiology of leukemia. pp.98 in Leukemia ed. by Henderson ES et al. Saunders, Philadelphia, USA, 2002.）

II. 概説　　　　　　　　　　　　　　慢性リンパ性白血病

❶病態

　CLLは欧米では全白血病の約30％を占めるもっとも頻度の高い白血病であるが，日本ではまれである。CLLのほとんどがB細胞性で，CLLといえばB-CLLを指す。成熟リンパ球の単クローン性増殖を特徴とするリンパ性白血病にはCLL以外に前リンパ球性白血病 prolymphocytic leukemia, hairy cell leukemia あるいはB細胞性非Hodgkinリンパ腫の白血化などがある。

　無症状で血液検査でみつかることが多い。おもな症状としてリンパ節腫脹，肝脾腫および骨髄不全（貧血，好中球減少や血小板減少）に関連した出血傾向，易感染性などがある。リンパ球のクロナリティをみる検査として表面免疫グロブリン軽鎖の偏りをみる，あるいは本症例でも施行したフローサイトメトリー法により，さらに抗原受容体（Ig, TCR）遺伝子の再構成をみて行われる。

❷病期分類

　CLLの病期分類としてRai分類とBinet分類がよく用いられている（表1）。リンパ節・肝・脾腫の有無，貧血や血小板減少の有無などにより病期が異なり，いずれの分類でも患者の予後とよく相関するが，しかしたとえばBinet分類のstage Aでも染色体異常のパターンや免疫グロブリン重鎖可変領域の遺伝子の体細胞突然変異の有無によって予後が異なり，いずれ新しい病期分類が提出されよう。

表1　CLLの病期分類

Rai分類

病期		分類基準
低リスク	stage 0	末梢血リンパ球増加（≧5,000/μl）
中等度リスク	stage I	stage 0 ＋リンパ節腫脹
	stage II	stage 0 ＋脾腫
高リスク	stage III	stage 0 ＋Hb＜11 g/dl
	stage IV	stage 0 ＋血小板＜10万/μl

Binet分類

病期	分類基準
stage A	末梢血リンパ球増加＋2領域以下の臓器腫大
stage B	末梢血リンパ球増加＋3領域以上の臓器腫大
stage C	末梢血リンパ球増加＋Hb＜11 g/dl または血小板＜10万/μl

腫大領域は，頭頸部，腋窩部，鼠径部のリンパ節腫（左右を問わない）と肝臓，脾臓の5領域

❸治療

　CLLの治療開始時期について病期分類ばかりでなく，病気の活動性も重視する。活動性を示す所見としてNCIの指針がある（表2）。
　治療方針について図参照。

表2　NCIの指針によるCLLの活動性を示す所見

1. 10％以上の体重減少，発熱，寝汗，強度の倦怠感があるとき
2. Rai分類のstage IIIまたはstage IV，Binet分類のstage C のとき
3. ステロイド治療の無効な自己免疫性溶血性貧血ないし血小板減少症があるとき
4. 脾，リンパ節の進行性の腫大が，あるいは巨脾，巨大リンパ節腫脹がみられるとき
5. 末梢血中のリンパ球数が2ヵ月で50％を超える，あるいは6ヵ月以内に2倍になるとき
6. いちじるしい低γ-グロブリン血症，あるいはM蛋白の新たな出現がみられるとき

(Cheson BD et al : Blood 1996 ; 87 : 4990.)

図　CLLの治療方針

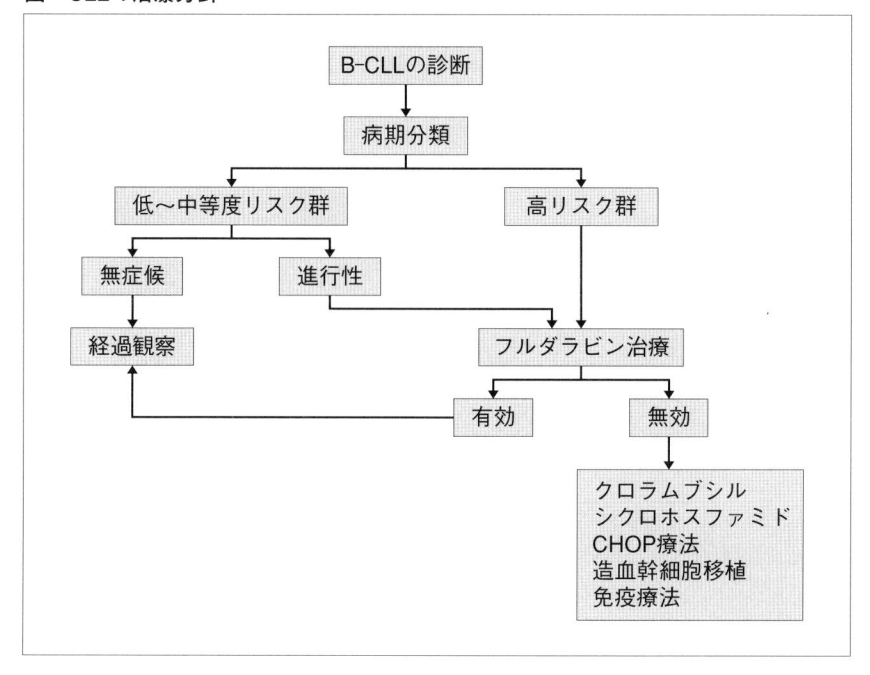

```
                    B-CLLの診断
                        ↓
                    病期分類
                    ┌───┴───┐
            低～中等度リスク群    高リスク群
            ┌───┴───┐          │
         無症候    進行性         │
            ↓        └────┬─────┘
         経過観察         ↓
            ↑       フルダラビン治療
            │        ┌───┴───┐
            │       有効      無効
            └────────┘        ↓
                         クロラムブシル
                         シクロホスファミド
                         CHOP療法
                         造血幹細胞移植
                         免疫療法
```

(戸川　敦)

CASE 8

Ⅱ. 白血球編

全身リンパ節腫脹をきたした38歳女性

■症例■

38歳,女性,バレー教師
主訴:全身リンパ節腫脹
既往歴,家族歴:特記すべきことなし

■現病歴■

最近,洋服のウェストがきつくなったのを自覚。さらに無月経となり,近医受診。腹部腫瘤(脾腫?)を指摘され,同時に頸部・腋窩・鼠径部リンパ節の腫脹を指摘され紹介入院となった。

■理学的所見■

体温36.3℃,血圧 105/62 mmHg。貧血,黄疸なし。全身リンパ節腫脹。腫脹は弾性硬で,圧痛なし。脾腫(+),肝腫大(−)。下腿浮腫なく,神経学的所見も正常。

初診時検査所見

末梢血	
RBC	$368 \times 10^4/\mu l$
Hb	12.1 g/dl
Ht	38.6 %
MCV	97.1 fl
MCH	33.1 pg
MCHC	34.1 g/dl
WBC	25,150/μl
分葉核球	13 %
杆状核球	1 %
リンパ球	18 %
単球	5 %
atypical cell	60 %
Plt	$42.9 \times 10^4/\mu l$
PT	86.9 %
aPTT	26.3 sec
Fib	246.3 mg/dl
FDP	2.6 μg/ml

生化学	
TP	6.9 g/dl
Alb	4.3 g/dl
AST	40 IU/l
ALT	24 IU/l
LDH	218 IU/l
γ-GTP	38 IU/l
BUN	13.9 mg/dl
Cr	0.57 mg/dl
CRP	0.77 mg/dl
β2MG	3.6 mg/dl

写真19　末梢血塗抹標本（巻頭カラー参照）

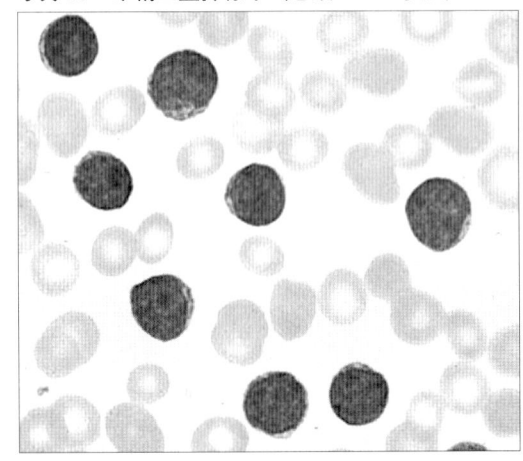

Ⅰ. 診断へのプロセス

　全身リンパ節腫脹，血中の核に切れ込みのある小リンパ球様細胞の増加，CRP高値などがおもな所見である。リンパ球様細胞の増殖が単クローン性か否かをみるため末梢血，骨髄細胞の表面マーカーおよび染色体分析を行った。

検査結果

骨髄所見		細胞表面抗原	
有核細胞数	$7.1 \times 10^4/\mu l$	末梢血	
巨核球数	$6/\mu l$	CD19	72%
G/E比	3.33	CD20	80.5%
atypical cell	75%	Ig κ	75%
骨髄芽球	0.5%	Ig λ	2.4%
骨髄球	3%	CD34＋CD19＋	0.1%
後骨髄球	0.5%	骨髄	
杆状核球	1.5%	CD19	64%
分葉核球	4.5%	CD20	69.6%
単球	2.5%	Ig κ	69%
リンパ球	9%	Ig λ	3.6%
赤芽球	3%	CD34＋CD19＋	0.2%
染色体分析　46,XX,t(14;18)(q32;q21)(20/20)			

　骨髄でも末梢血と同様の異型リンパ球が75%にみられ，両者のリンパ球がCD19, 20陽性，Ig κの表面抗原を有する単クローン性B細胞と判明した。全身リンパ節腫脹を勘案しCLLとも診断できるが，白血化した悪性リンパ腫も考慮されるのでリンパ節生検を行った。

写真20　リンパ節生検像，弱拡大（巻頭カラー参照）

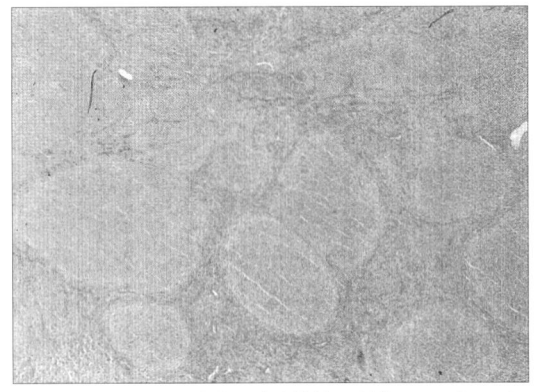

濾胞性リンパ腫。腫瘍性の濾胞結節の形成がみられる（×10）。

写真21　リンパ節生検像，強拡大（巻頭カラー参照）

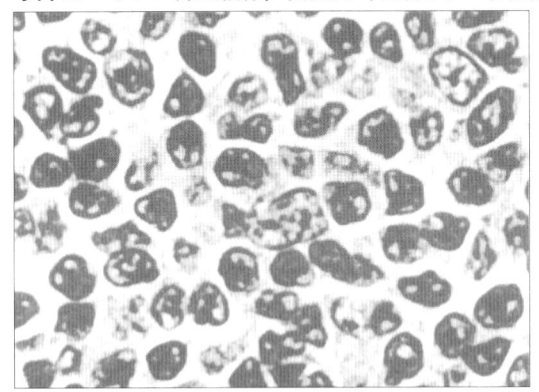

follicular small cleaved cell lymphoma. 核に切れ込みのある胚中心芽細胞からなる（×1,000）

　リンパ節生検の結果は，腫瘍性の濾胞結節の形成がみられた。核にくびれの目立つ中等度から大型の胚中心細胞はほとんどみられず，大部分の細胞は核に切れ込みのある胚中心芽細胞からなり，L-26（抗CD20）陽性，Ig κ 陽性で，末梢血・骨髄と同じモノクローナルなBリンパ球増殖と考えられた。これより，Working Formulation 分類の follicular small cleaved cell lymphoma，白血化していることより病期分類IVと診断した。

II. 概説　　　　　　　　　　　　　　　濾胞性リンパ腫

❶悪性リンパ腫の分類

　1994年 Revised European-American Classification of Lymphoid Neoplasms（REAL）分類が提唱された。この分類法は形態学的所見に加え，近年いちじるしく進歩した免疫学的・分子生物学的解析結果を取り入れて確立された疾患単位をすべて亜型項目として並べている点に特徴がある。リンパ系腫瘍をB細胞系，T/NK細胞系，Hodgkinリンパ腫に分けて記載している。しかし病名が複雑であるうえに，臨床的有用性，すなわち予後予測や治療法の選択について，いまだ十分に検討されていない。

　2001年，新WHO分類が公表された（表1）。REAL分類と同一の基本理念に立った分類で，REAL分類が公表された1994年以降の最新の研究成果が取り込まれている。

❷濾胞性リンパ腫について

　胚中心構成細胞に由来する腫瘍細胞で，腫瘍性の濾胞結節の形成を特徴とする。核にくびれの目立つ中～大型の胚中心細胞と芽球化した水疱状核をもつ小型の胚中心芽細胞からなり，小細胞優位型，小細胞と大細胞の混合型，大細胞優位型に亜型分類され，それぞれグレード I，グレード II，グレード III と呼ばれている。

　リンパ節性に始まり，しばしば骨髄に浸潤し白血化する。腫瘍細胞の表面形質は表面免疫グロブリン＋，CD5－，CD10＋，CD19＋，CD20＋。濾胞性リンパ腫の60％に t（14；18）（q32；q21）が認められ，18q21に局在する BCL 2 遺伝子はミトコンドリアから細胞質へのシトクロムCの遊離を抑制し，腫瘍細胞のアポトーシスを防ぐ。理由は胞体にシトクロムCが放出されるとアダプタータンパク質である Apaf-1 と結合しカスパーゼ経路を活性化させアポトーシスを誘導するからといわれている。

表1　新WHO分類

B細胞腫瘍
　前駆Bリンパ芽球性白血病/リンパ腫
　成熟B細胞腫瘍
　　B細胞性慢性リンパ性白血病/小リンパ球性リンパ腫
　　B細胞性前リンパ球性白血病
　　リンパ形質細胞リンパ腫
　　脾辺縁帯リンパ腫
　　hairy cell leukemia
　　形質細胞性骨髄腫/形質細胞腫
　　節外性濾胞辺縁帯B細胞リンパ腫(MALT型)
　　節性濾胞辺縁帯B細胞リンパ腫
　　濾胞性リンパ腫
　　マントル細胞リンパ腫
　　びまん性大細胞型B細胞性リンパ腫
　　Burkittリンパ腫/白血病

T細胞およびnatural killer（NK）細胞腫瘍
　前駆Tリンパ芽球性白血病/リンパ腫
　NK芽球性リンパ腫
　成熟T細胞ならびにNK細胞腫瘍
　　T前リンパ球性白血病
　　大顆粒型Tリンパ性白血病
　　NK細胞性白血病
　　成人T細胞性白血病/リンパ腫
　　節外性NK/Tリンパ腫（鼻型）
　　腸型Tリンパ腫
　　肝脾型Tリンパ腫
　　皮下蜂窩織炎様Tリンパ腫
　　菌状息肉腫
　　Sézary症候群
　　末梢Tリンパ腫
　　血管免疫芽球性Tリンパ腫
　　未分化大細胞リンパ腫

Hodgkinリンパ腫
　結節性リンパ球優位型Hodgkinリンパ腫
　古典的Hodgkinリンパ腫
　　結節硬化型古典的Hodgkinリンパ腫
　　リンパ球豊富型古典的Hodgkinリンパ腫
　　混合型古典的Hodgkinリンパ腫
　　リンパ球減少型古典的Hodgkinリンパ腫

❸予後予測

　濾胞性リンパ腫の予後は，中等・高度悪性群非Hodgkinリンパ腫の予後予測に用いられているInternational Prognostic Index（IPI）によって予測されてきた（図1）。フランスのグループは，StageIII・IVの群ではOverall survivalの良い指針であると報告している。しかしながら同時に，濾胞性リンパ腫ではHigh riskがほとんど存在しないことも指摘されている。また，濾胞性リンパ腫ではさまざまな病態が入り交じっていて，画一的な因子で予後予測するのは困難ともいわれている。

　2004年，ヨーロッパのグループによりFollicular Lymphoma International

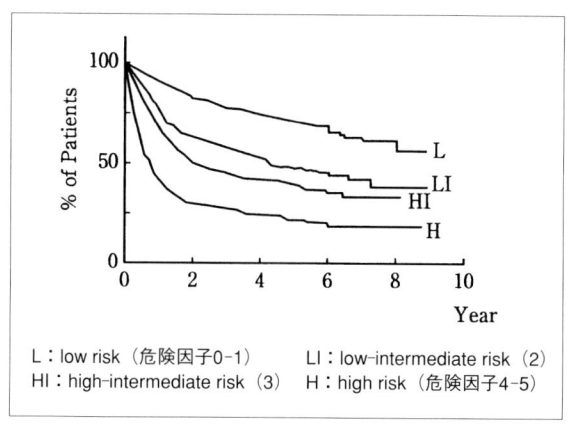

図1 国際予後指標 International Prognostic Indexによる各リスクグループの生存曲線（文献より改変して引用）

L：low risk（危険因子0-1）　LI：low-intermediate risk（2）
HI：high-intermediate risk（3）　H：high risk（危険因子4-5）

IPIとはCHOP関連療法で治療されたaggressive lymphomaの解析により得られた予後因子。5つの予後因子（年齢>60歳，血清LDH≧正常値，Performance status 2-4，病期ⅢまたはⅣ，節外病変数≧2）の数により4つの群に類型化する。

(The International Non-Hodgkin's Lymphoma Prognostic Factors Project. N Engl J Med 1993 ; 329 : 987)

表2 Follicular Lymphoma International Prognostic Index（FLIPI）

予後不良因子	予後因子指数
①年齢≧60	Low　0-1
②病期（Ann Arbor）Ⅲ・Ⅳ	Intermediate　2
③ヘモグロビン<12 g/dl	High　≧3
④LDH≧正常値	
⑤リンパ節病変の数>4	

Prognostic Index（FLIPI）（表2）が報告され，さまざまな病態の濾胞性リンパ腫の予後予測が可能となった。これは，年齢・病期分類・ヘモグロビン・LDH・浸潤しているリンパ節数を予後因子として予後予測を行うものである（年齢による補正分類もあり）。この分類で，濾胞性リンパ腫をさらに群分けし，

治療戦略を練ることが可能になると考えられる。たとえば Low risk 群の 10 年生存率は 71 ％と報告されており，予後の比較的良い患者に毒性の強い化学療法などを行うべきか否かを考慮する際に役立つものと考えられ，一方 High risk 群での 10 年生存率は 36 ％と報告されており，非破壊的造血幹細胞移植療法などの適応があるとも考えられる。

このように濾胞性リンパ腫のなかにも，watch and wait でなく早期に治療を開始したほうが良い群があるので，これを見分けるためにもこの FLIPI が役立つものと考えられる。

❹治療

病期Ⅰ・Ⅱの限局期濾胞性リンパ腫の標準的治療法は放射線治療で，再発が少なく根治率が高く 5 年非再燃率は 75 ％～ 85 ％と報告とされている。しかし限局期症例は濾胞性リンパ腫の約 10 ～ 15 ％を占めるにすぎず，大部分は病期Ⅲ・Ⅳの進行期濾胞性リンパ腫でそれらに対しいまだ標準的治療法は確立されていない。理由は，濾胞性リンパ腫で化学療法などにより寛解が得られても寛解維持が困難で，長期にわたり再発，再燃がみられるからである。たとえば overall survival を中等・高度悪性群非 Hodgkin リンパ腫と比較すると 10 年目は 35 ％対 60 ％で良いが，15 年目になると 33 ％対 26 ％とむしろ悪くなる。早期の多剤併用療法群と watch and wait 群との間で生存率に変化がないこと，化学療法に加え造血幹細胞移植療法や IFN 療法などさまざまな治療が行われているが，治療間の優劣は明らかでない。

抗 CD20 モノクロナール抗体であるリツキシマブによる分子標的療法の奏功率は 60 ％ときわめて良好で，PS 不良の症例にも良い成績が得られている。またこの抗体に ^{131}I などのアイソトープ標識したものも治療に用いられるようになってきており，化学療法に難治性になった群で投与され良好な成績が得られている。

（竹迫　直樹）

Ⅱ. 白血球編

CASE 9

全身倦怠感，全身リンパ節腫脹がみられる88歳男性

■症例■

88歳，男性，無職
主訴：全身倦怠感，全身リンパ節腫脹
既往歴：特記する事項なし

■現病歴■

今年4月上旬より全身紅色丘疹，掻痒感あり，自然消退。5月上旬より両下腿浮腫，全身倦怠感強く5月11日当院受診。

■理学的所見■

体温37.4℃，脈拍88/分・整，血圧110/60 mmHg。皮膚，眼瞼結膜貧血様，黄疸なし。心尖部で駆出性雑音（2/Ⅳ）聴取。腹部軟，圧痛なし。肝脾腫触知せず。左右頸部，両鎖骨窩，両腋窩，両鼠径部に径1.8 cmまでの弾性軟のリンパ節腫多数触知，無痛性。下腿浮腫（2＋），神経学的所見は異常なし。

入院時検査成績

末梢血		生化学	
RBC	$245 \times 10^4/\mu l$	総蛋白	10.0 g/dl
Hb	7.0 g/dl	アルブミン	1.7 g/dl
Ht	23.3 %	A/G	0.2
MCV	95.1 fl	総ビリルビン	1.14 mg/dl
MCH	31.8 pg	AST	19 IU/l
MCHC	33.5 g/dl	ALT	12 IU/l
WBC	12,310/μl	LDH	430 IU/l
好中球	59.4 %	ALP	239 IU/l
リンパ球	15.4 %	γ-GTP	31 IU/l
単球	4.3 %	CK	38 IU/l
リンパ球様	13.4 %	UA	10.6 mg/dl
Plt	$4.1 \times 10^4/\mu l$	Cr	1.18 mg/dl
尿		BUN	33 mg/dl
蛋白	±	Na	136 mEq/l
糖	−	K	4.3 mEq/l
ウロビリノーゲン	+4	Cl	103 mEq/l
沈渣		Glu	98 mg/dl
扁平上皮	1-4/HPF	CRP	0.7 mg/dl
移行上皮	1-4/HPF		
硝子円柱	30-49/WF		

I. 診断へのプロセス

　本症例のいちじるしい特徴は全身の無痛性のリンパ節腫脹で，これより容易に悪性リンパ腫やリンパ性白血病，悪性腫瘍の全身リンパ節転移などが考えられる。中等度の正球性正色素性貧血，いちじるしい血小板減少，白血球の増加は骨髄への腫瘍細胞の浸潤を思わせる。また総蛋白が高値でアルブミン低値，A/G比の低いことから免疫グロブリンの増加が考えられる。
　以上からリンパ節生検，骨髄穿刺，血清蛋白電気泳動，免疫グロブリン定量を行った。

血清蛋白電気泳動（セルロース・アセテート膜法）と血清免疫グロブリン定量

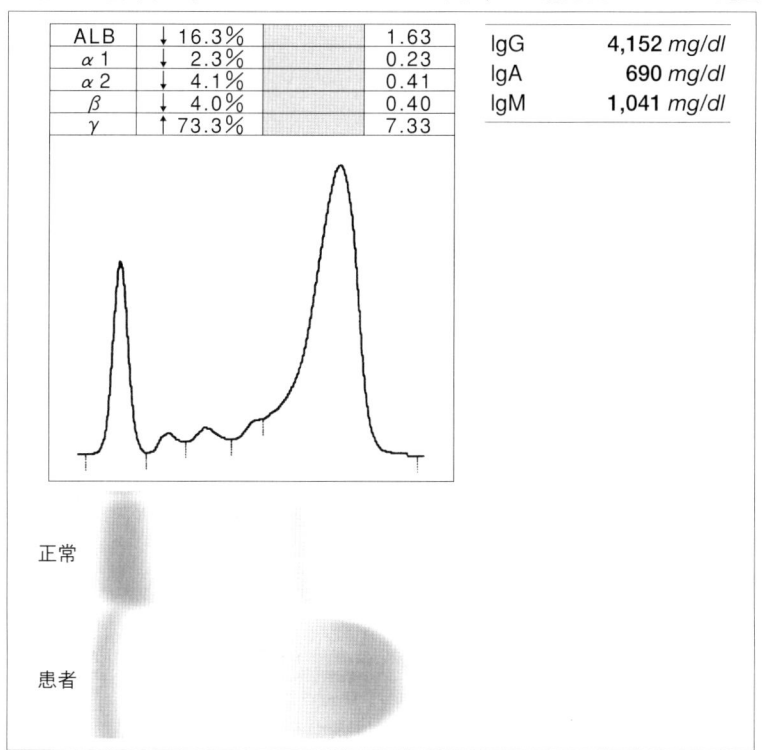

ALB	↓ 16.3%	1.63
α1	↓ 2.3%	0.23
α2	↓ 4.1%	0.41
β	↓ 4.0%	0.40
γ	↑ 73.3%	7.33

IgG	4,152 mg/dl
IgA	690 mg/dl
IgM	1,041 mg/dl

正常

患者

写真22　リンパ節生検像（巻頭カラー参照）

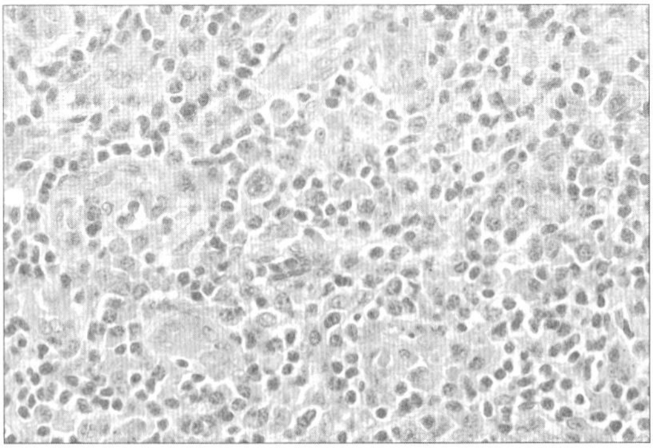

　血清蛋白分画像をみると，一見M蛋白の存在を思わせるが，直接セルロース・アセテート膜をみるとポリクロナールな免疫グロブリン増多とわかる。事実IgG，-A，-M定量値はすべて高値で，血清蛋白免疫電気泳動でもM-bowは認められなかった。

　骨髄像で有核細胞の7～8％に形質細胞の増加がみられ，巨核球，赤芽球系細胞の減少，CD3陽性Tリンパ球の増生，一部塊状を形成しているのがみられた。

　リンパ節生検像から病理医が血管免疫芽球性T細胞リンパ腫と診断した。

MEMO
血清蛋白電気泳動像とM蛋白

　血清蛋白電気泳動の検査をオーダーすると，セルロース・アセテート膜上の泳動像の濃度をデンシトメトリーで読み取った波形のかたちで臨床側に結果が返ってくる。本例のようにβからγ領域にかけて鋭い峰がみられる場合monoclonalな蛋白，M蛋白，M成分と区別がつけにくい。そうした場合検査室へ行って，直接セ・ア膜をみる。M蛋白は当然均質な蛋白で電気易動度も同じなので理論上一線に泳動されるが，ジュール熱や固定するまでの時間の間に拡散するためある程度の幅を持つ。本症例の場合も一線に近いバンドとはいえない。

II. 概説　　　　　血管免疫芽球性 T 細胞リンパ腫

❶概念

　血管免疫芽球性T細胞リンパ腫 (angioimmunoblastic T-cell lymphoma ; AIL) は最初 angioimmunoblastic lymphadenopathy with dysproteinemia ; AILD (1974年)[1] あるいは immunoblastic lymphadenopathy IBL[2], lymphogranulomatosis X[3] と呼ばれ前腫瘍状態と考えられていた病態であるが, 1982年頃から同様の多くの症例でT細胞のクロナリティが証明され[4〜7], 現在では末梢性T細胞リンパ腫の一亜型と考えられていて, REAL分類や新WHO分類でAILと呼ばれるようになった[8]。我が国ではそれよりも早く同様の病態を1979年下山[9]がIBL-like T-cell lymphomaとして報告している。T細胞のクローン化が証明されない症例も確かにあることから一部の学者は依然としてAILDの名称を捨てていない[10,11]。

❷症状

　発病年齢は高く, 米国では70歳代といわれ, 発病時病気の進行している例が多い。

　症状として発熱, 発汗, 盗汗, 体重減少, 倦怠感などがあり, 理学的所見として全身リンパ節腫脹, 肝脾腫, 発疹などがみられる。

　大部分の症例でポリクロナールな高 γ-グロブリン血症がみられ, 少数例で Bence Jones蛋白を含め M蛋白が検出される。抗赤血球抗体, 抗核抗体, 寒冷凝集素など自己抗体がかなりの症例で認められる。T細胞のクローン化は表面マーカー (CD4陽性T細胞優勢型が多い) やTCR遺伝子の再構成の検出により証明される。

　少数例で自然寛解がみられるが一時的で, 標準的化学療法を施す。完全寛解は60％くらいの割合でみられる。平均生存期間は30〜40ヵ月。

❸病理

リンパ節の病理組織所見として①濾胞の破壊, ②高内皮細静脈 high endothelial venule の樹枝状増生, ③小型のリンパ球, 形質細胞, 好酸球など多様な細胞の瀰漫性増生, ④無構造の硝子用物質の間質への沈着, ⑤ CD4 陽性の免疫芽球や淡明細胞の巣状あるいはシート状の腫瘍性増殖などがみられる.

文　献

1) Frizzera G et al : Angioimmunoblastic lymphadenopathy with dysproteinemia. Lancet Ⅰ : 1070-1073, 1974.
2) Lukes RJ, Tindle BH : Immunoblastic lymphadenopathy : A hyperimmune entity resembling Hodgkin's disease. N Engl J Med 292 : 1-8, 1975.
3) Radazkiewicz T, Lennert K : Lymphogranulomatosis X : Klinisches Bild, Therapie und Prognose. Dtsch Med Wochenschr 100 : 1157, 1975.
4) Weiss L et al : Clonal T-cell populations in angioimmunoblastic lymphadenopathy and angioimmunoblastic lymphadenopathy-like lymphoma. Am J Pathol 122 : 392-397, 1986.
5) Feller A et al : Clonal gene rearragement patterns correlate with immunophenotype and clinical parameters in patients with angioimmunoblastic lymphadenopathy. Am J Pathol 133 : 549-556, 1988.
6) Kaneko Y et al : Nonrandom chromosome abnormalities in angioimmunoblastic lymphadenopathy. Blood 60 : 877-887, 1982.
7) Schlegelberger B et al : Detection of aberrant clones in nearly all cases of angioimmunoblastic lymphadenopathy with dysproteinemia-type T-cell lymphoma by combined interphase and metaphase cytogenetics. Blood 84 : 2640-2648, 1994.
8) Jaffe ES et al (eds) : World Health Organization Classification of Tumours. Pathology and Genetics of Tumours of Hematopoietic and lymphoid Tissues. pp. 121-253, LARC Press, Lyon, France, 2001.
9) Shimoyama M et al : Immunoblastic lymphadenopathy (IBL)-like T-cell lymphoma. Jpn J Clin Oncol 9 (Suppl) : 347, 1979.
10) Frizzera G et al : Angioimmunoblastic lymphadenopathy and related disorders : A retrospective look in search of difinitions. Leukemia 3 : 1-5, 1989.
11) Smith JL et al : Fequent T and B cell oligoclones in histologically and immunophenotypically characterized angioimmunoblastic lymphadenopathy. Am J Pathol 156 : 661-669, 2000.

〈安藤　英之〉

Ⅱ. 白血球編

CASE 10

貧血と大腿骨頸部骨折をきたした 63 歳女性

■症例■

63歳，女性，主婦
主訴：胸・腰痛，貧血
既往歴：54歳 胆石で胆嚢摘除術

■現病歴■

昨年 11 月頃より右臀部より大腿にかけ疼痛出現。今年 4 月 8 日寝返りした際右大腿骨頸部骨折。近医で観血的整復固定術施行。貧血の精査で当科入院。

■理学的所見■

体温 36.2 ℃，脈拍 70/分・整，血圧 120/60 $mmHg$。皮膚，眼瞼結膜貧血様，黄疸なし。心・肺異常なし。移動する胸痛あり。腰痛。腹部軟，肝脾腫・リンパ節腫触知せず。神経学的異常所見なし。

初診時検査所見

末梢血			生化学		
	RBC	$207 \times 10^4/\mu l$		総蛋白	9.6 g/dl
	Hb	6.9 g/dl		アルブミン	2.5 g/dl
	Ht	20.6 %		A/G 比	0.35
	MCV	99.5 fl		総ビリルビン	0.37 mg/dl
	MCH	33.3 pg		AST	25 IU/l
	MCHC	33.5 g/dl		ALT	17 IU/l
	Ret	$3.3 \times 10^4/\mu l$		LDH	160 IU/l
	WBC	2,580/μl		ALP	110 IU/l
	好中球	75.2 %		UA	8.4 mg/dl
	リンパ球	14.3 %		Cr	2.01 mg/dl
	単球	8.1 %		BUN	30 mg/dl
	Plt	$21.1 \times 10^4/\mu l$		cCa	8.2 mg/dl
尿				Na	136 mEq/l
	蛋白	＋		K	4.6 mEq/l
	糖	－		Cl	99 mEq/l
	ウロビリノーゲン	±		CRP	0.1 mg/dl

写真 23　末梢血塗抹標本（巻頭カラー参照）

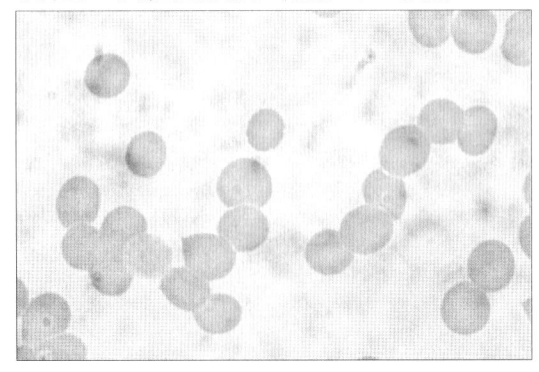

Ⅰ. 診断へのプロセス

　症例の特徴を挙げると，まず病歴で寝返りくらいのわずかな負荷で大腿骨頸部骨折していること，検査で正球性正色素性貧血，血清総蛋白高値，アルブミン低値，腎機能障害がみられ，末梢血塗抹標本でrouleau formationがみられることなどである。

　A/G比が極端に低いことから免疫グロブリンの増加が推測される。免疫グロブリンが増加する疾患を掲げた。

多クローン性増多症
 1. 感染症：HBV，HCV，HIV，cytomegalovirusなどのウイルス感染症，結核，らいなどの細菌感染症，梅毒，およびcandida，aspergillus，などの真菌症，カラアザール，ライシュマニア，トリパノソーマなどの寄生虫
 2. 自己免疫疾患：SLE，RA，Sjögren症候群など
 3. 肝疾患：慢性肝炎，自己免疫性肝炎，肝硬変など
 4. 悪性腫瘍：AIL，Castlemanリンパ腫，悪性リンパ腫，CLL，単球性白血病など
 5. その他：糖尿病，サルコイドーシス，ヒトadjuvant病など

単クローン性増多症
 1. B細胞の単クローン性増殖によるもの
    1) 骨髄腫：多発性骨髄腫，形質細胞性白血病，骨の孤立性形質細胞腫，髄外性形質細胞腫
    2) マクログロブリン血症
    3) H鎖病
    4) ALアミロイドーシス
    5) POEMS症候群
    6) リンパ増殖性疾患：CLL，悪性リンパ腫
    7) systemic capillary leak syndrome
    8) 粘液水腫性苔癬
 2. B細胞の反応性増殖に伴うもの
    1) 感染症
    2) 自己免疫疾患
    3) 肝疾患
    4) 原発性免疫不全症
 3. 意義不明のM蛋白血症（monoclonal gammopathy of undetermined signi-ficance；MGUS）

単クローン性か他クローン性かをみるため血清蛋白電気泳動と血清免疫グロブリン定量を行った。

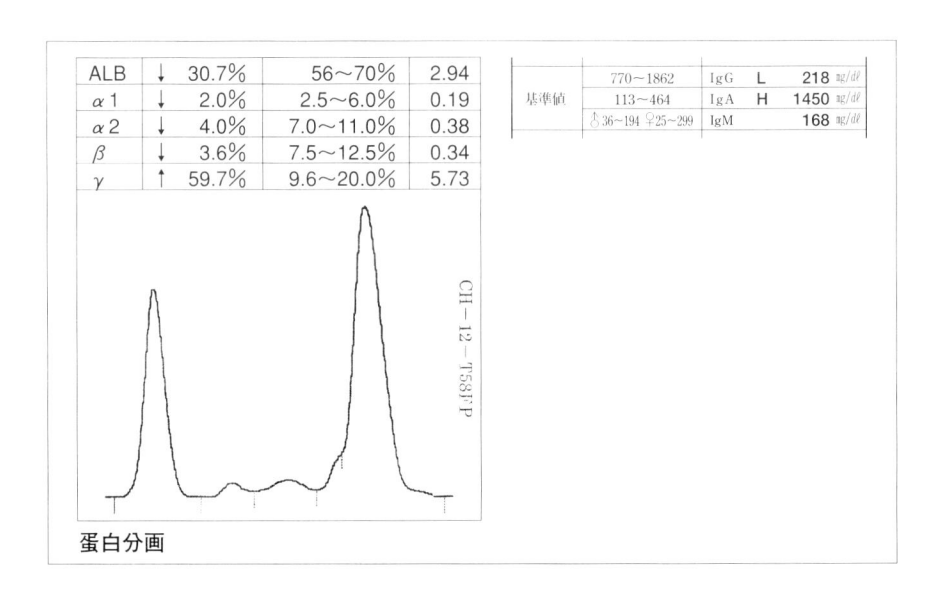

ALB	↓ 30.7%	56～70%	2.94
α1	↓ 2.0%	2.5～6.0%	0.19
α2	↓ 4.0%	7.0～11.0%	0.38
β	↓ 3.6%	7.5～12.5%	0.34
γ	↑ 59.7%	9.6～20.0%	5.73

基準値	770～1862	IgG	L	218 mg/dl
	113～464	IgA	H	1450 mg/dl
	♂36～194 ♀25～299	IgM		168 mg/dl

蛋白分画

抗原過剰でIgAの定量値がおかしくなっているが、単クローン性にIgAが増加していて、その他の免疫グロブリン値、特にIgGは極端に低くなっている。M蛋白以外の免疫グロブリン値の低いことが骨髄腫の特徴なので骨髄腫の確定診断のため骨髄穿刺を行った。

写真24　骨髄像（巻頭カラー参照）

形質細胞様細胞の増多（有核細胞の46.2%）をみて骨髄腫と診断した。
　なお全身骨撮影により右大腿骨頸部固定のほか頭蓋骨や右上腕骨に骨の打ち抜き像 punched out lesion を認めた。

骨打ち抜き像

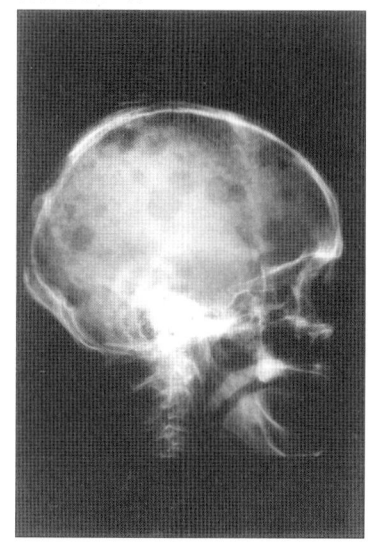

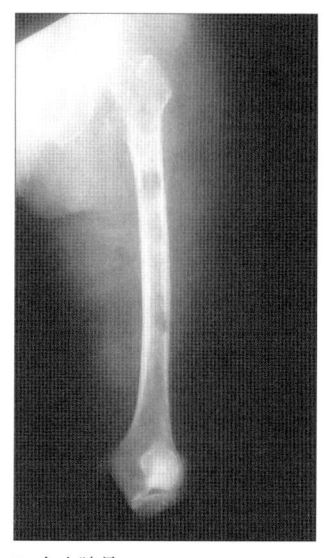

A. 頭蓋骨　　　　　　　　　　B. 右上腕骨

II. 概説　　　　　　　　　　　　　　　　多発性骨髄腫

❶病因，病態

　病因は不明であるがたとえばIgH遺伝子がのる14q32と相互転座する例が骨髄腫の75％以上にみられることや13q欠失が90％近くの患者にみられることなどから遺伝子異常が重なって腫瘍が形成されていく過程が述べられている（多段階発癌説）。腫瘍化した形質細胞（骨髄腫細胞）はCD38^{+}19^{+}56^{+++}と正常形質細胞（CD38^{+++}19^{+}56$^{\pm\sim-}$）と異なった表面形質を有する。表面形質の多くは細胞接着分子として働く。たとえば骨髄腫細胞上のVLA-4，Mac-1，HCAMはストローマ細胞上のVCAM-1，ICAM-1，ヒアルロン酸とそれぞれ接着結合し，ストローマ細胞からのIL-1β，TNF-α，IL-6など破骨細胞活性化因子OAFの産生を高める。接着分子の発現，消失を規定しているものはなにか明らかでない。IL-6は骨髄腫細胞の増殖因子であり，これを含めOAFはストローマ細胞や骨芽細胞に働いてRANKリガンドRANKLを誘導する。誘導されたRANKLはRANKLの受容体RANKを有する破骨細胞前駆細胞の分化と活性化を促す。一方RANKLはRANKより一層親和性の高いosteoprotegerin OPGと結合する（RANKLの真の受容体はRANKで，OPGはおとり受容体decoy receptorと呼ばれる）。OPGの投与によりRANKLは破骨細胞の分化や活性化に利用されなくなり骨破壊が止む。

❷治療

　60歳くらいまでで移植可能の患者に自家末梢血幹細胞移植が第1選択の治療法となる。自家移植によっても治癒は得られないが，寿命の延長は計れる。

　VAD療法を数コース施行し正常幹細胞を傷害しないよう腫瘍量を減らした後，シクロフォスファミドとG-CSFを用いて幹細胞を採取し（PBSCH），メルファラン200 mg/m^2の前処置で移植する。

　移植不可能の患者に対し従来の化学療法を施行する（表）。新たにサリドマイドが選択肢として導入された。骨破壊を防ぐためビスホスホネートが積極的に用いられている。治験中のものとしてプロテアソーム・インヒビター bortezomib

表　多発性骨髄腫の化学療法

療法	薬剤名	投与法
1. MP療法	少量持続投与法 　メルファラン 　プレドニソロン 大量間欠投与法 　メルファラン 　プレドニソロン	 2 mg 毎日, 経口 10 mg 隔日, 経口 6.5 mg/m^2/d, 経口, 4日間 60 mg/m^2/d, 経口, 分3, 4日間
2. CP療法	少量持続投与法 　シクロホスファミド 　プレドニソロン 大量間欠投与法 　シクロホスファミド 　プレドニソロン 　またはシクロホスファミド 　プレドニソロン	 25〜150 mg/d, 毎日, 経口 10 mg 隔日, 経口 500〜1,000 mg 点滴静注, 3〜4週各 60 mg/m^2/d, 経口, 分3, 4日間 150〜250 mg/m^2/d, 静注, 週1回 100 mg 経口, 分3, 隔日
3. MVP, CVP療法	メルファラン ビンクリスチン プレドニソロン またはメルファランにかえて シクロホスファミド	6.5 mg/m^2/d, 経口, 4日間 1〜1.5 mg/body 静注, 第1日 60 mg/m^2/d, 経口, 4日間 500〜1,000 mg/m^2 静注, 第1日
4. VCAP療法	ビンクリスチン シクロホスファミド アドリアマイシン プレドニソロン	1〜1.5 mg 静注, 第1日 100 mg/m^2/d, 経口, 4日間 25 mg/m^2 静注, 第1日 60 mg/m^2/d, 経口, 4日間
5. MCNU-VMP療法	MCNU ビンデシン メルファラン プレドニソロン	70 (50〜100) mg/m^2 静注, 第1日 3 mg 静注, 第1日 6.5 mg/m^2/d, 経口, 4日間 60 mg/m^2/d, 経口, 4日間
6. M-2プロトコール	メルファラン シクロホスファミド MCNU ビンクリスチン プレドニソロン	0.1 mg/kg/d, 経口, 7日間 または 0.25 mg/kg/d, 経口, 4日間 10 mg/kg 静注, 第1日 70 (50〜100) mg/m^2 静注, 第1日 1〜1.5 mg 静注, 第1日 1 mg/kg/d, 経口, 7日間 以後次第に減量
7. プレドニン・パルス療法	プレドニソロン	60 mg/m^2/d, 経口, 5日間 5日間/週で3週間続け1コースとする
8. VAD療法	ビンクリスチン アドリアマイシン デキサメタゾン	0.4 mg/d, 4日間連続点滴静注 9 mg/m^2/d, 4日間連続点滴静注 40 mg 点滴静注, 4日間
9. ABCM療法	アドリアマイシン BCNU (MCNU) シクロホスファミド メルファラン	30 mg/m^2 静注, 第1日 70 (50〜100) mg/m^2 静注, 第1日 100 mg/m^2/d, 経口, 第22〜25日 6 mg/m^2/d, 経口, 第22〜25日 6週おきに反復

(Velcade)，亜砒酸，CC5013（サリドマイドの光学異性体）などがある。

〔戸川　敦〕

II. 白血球編

CASE 11

発疹，肝機能障害，意識障害をきたした
35歳 男性

■症例■

35歳，男性，会社員
主訴：発熱，発疹，意識障害，肝機能障害
既往歴：15歳，23歳 副鼻腔炎の手術

■現病歴■

　2003年7月，行きずりの男性と性交渉。8月5日発熱，咽頭痛のため近医耳鼻科受診し扁桃炎の診断でファロペネム，ロキソプロフェン処方され，同日より顔面，上肢，体幹に皮疹出現。8月12日別の総合病院皮膚科受診し皮疹はウイルス感染症と診断され，抗菌薬をクラリスロマイシンへ変更（WBC 2,510/μl，Plt 5.9×10^4/μl，AST 30，ALT 18，γ-GTP 21，LDH 561，CRP 3.1）。8月15日肝機能の増悪を認め（WBC 5,350/μl，Plt 12.9×10^4/μl，AST 196，ALT 140，γ-GTP 420，LDH 2,192，CRP 2.6），発熱，食欲減退が続いたため8月20日入院となる。同日両上肢の強直性けいれん出現し diazepam 投与され，精査加療目的に当院へ救急搬送される。

■理学的所見■

　体温38.2℃，脈拍66/分・整，血圧124/62 $mmHg$。GCS6（E1V1M4），頸部硬直あり。皮膚，顔面・体幹・四肢に数 mm の暗赤色皮疹多発，融合なし。両顎下部に数 mm 大のリンパ節触知。呼吸音・心音異常なし。肝脾腫なし。

■画像所見■　頭部CT・MRI，異常所見なし。

初診時検査所見

末梢血		
RBC	$462 \times 10^4 / \mu l$	
Hb	14.7 g/dl	
Ht	43.2 %	
MCV	93.5 fl	
MCH	31.8 pg	
MCHC	34.0 g/dl	
Ret	$2.3 \times 10^4 / \mu l$	
WBC	$8,250 / \mu l$	
好中球	58.3 %	
リンパ球	29.1 %	
単球	12.1 %	
Plt	$9.6 \times 10^4 / \mu l$	
CD4	$107 / \mu l$ (4.1 %)	
CD8	$170 / \mu l$ (82.9 %)	
CD4/CD8	0.05	

生化学	
アルブミン	3.9 g/dl
総ビリルビン	5.1 mg/dl
AST	591 IU/l
ALT	511 IU/l
γ-GTP	790 IU/l
LDH	2,680 IU/l
ALP	1,677 IU/l
Cr	0.76 mg/dl
BUN	9.3 mg/dl
Na	138 mEq/l
K	3.4 mEq/l
Ca	4.6 mg/dl
Cl	102 mEq/l
血糖	157 mg/dl
アンモニア	51 μg/dl
CRP	1.54 mg/dl

写真 25　末梢血塗抹標本（巻頭カラー参照）

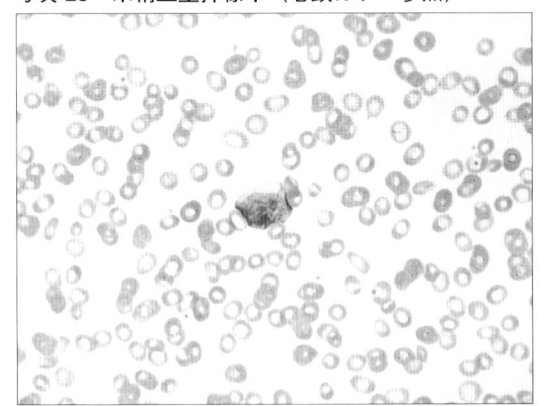

髄液所見

髄液	
比重	1.007
pH	7.4
細胞数	$24.3 / \mu l$
好中球	$14.3 / \mu l$
リンパ球	$10.0 / \mu l$
蛋白	217 mg/dl
糖	55 mg/dl
Cl	118 mEq/l

I. 診断へのプロセス

　伝染性単核球症様の経過（異型リンパ球の出現，皮疹，肝機能障害）から EBV，CMV，HIV による急性感染を，皮疹から風疹・麻疹などを鑑別に挙げた。また肝炎ウイルスによる急性感染も疑い血清学的検査と髄膜炎検査所見の原因検索を行った。

血清学的検査

血清					
EBV抗EA-IgM	−	HA-IgM	−	風疹IgM	−
EBV抗EA-IgG	−	HA抗体	−	風疹IgG	−
EBV抗VCA-IgM	−	HBs抗原	−	麻疹IgM	＋
EBV抗VCA-IgG	＋	HBs抗体	−	麻疹IgG	＋
EBV抗EBNA抗体	＋	HBc抗体	−	ムンプスIgM	＋
サイトメガロIgG	＋	HBe抗原	−	ムンプスIgG	＋
HIV1抗体	＋	HBe抗体	−		
HIV1 Western blot	判定保留	HCV抗体 (3rd)	−	RPR定量	1倍
HIV-RNA量	2.1×10^6/ml	HCV-RNA定性	−	TPHA定量	2,560倍
髄液					
細菌培養	−				
抗酸菌培養	−				
抗酸菌PCR	−				
サイトメガロ-PCR	−				
HSV-PCR	−				
EBV-PCR	−				
VZV-PCR	−				
トキソプラズマ-PCR	−				
JCV-PCR	−				
クリプトコッカス抗原	−				

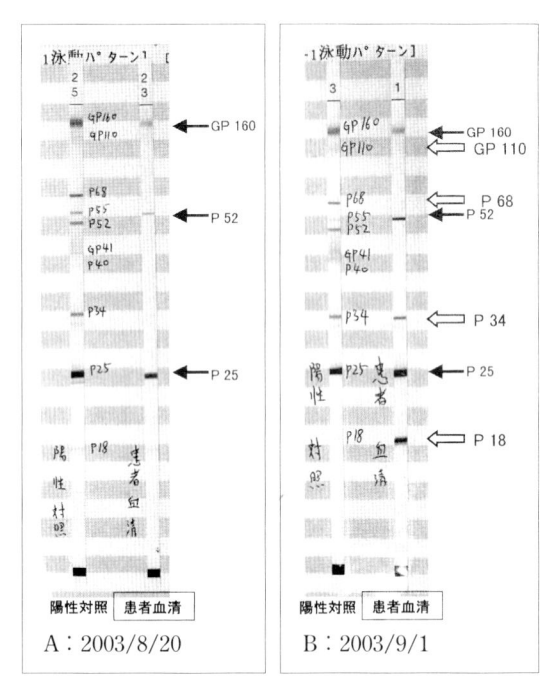

図　HIV1 Western blot（巻頭カラー参照）
A：2003/8/20の血清ではband（黒矢印）の数は不完全で判定保留となったが，B：2003/9/1の血清では新たなband（白矢印）を認め，HIV1感染症の確定診断となった。当初認めていたbandもより鮮明になってきている。

　HIV1抗体検査で陽性であったため，診断確定のためWestern blot法を行ったがbandが不十分であり判定保留となった（図A）。患者の入院当日の検査結果と性的活動性の高い男性同性愛者の経歴から，HIVの急性感染症と診断し，d4T＋3TC＋LPV/rによる抗HIV薬の多剤併用療法（HAART；Highly active antiretroviral therapy）を開始した。8月22日には呼びかけに開眼し，頸部硬直と皮疹は改善した。24日には整合性のある会話や自力歩行も可能となり肝機能障害も徐々に軽快した。9月1日Western blot法の再検で新たなbandを認め（図B），この結果Western blot法で進展が認められたためHIVの初期感染による急性レトロウイルス症候群と診断が確定した。

抗菌薬による中毒疹も鑑別にあがったが無菌性髄膜炎の経過は説明し難いため除外した．また，麻疹IgM・IgG，ムンプスIgM・IgGともに陽性であったが，HIVの急性感染期にEBVの抗体がまれに陽性化したり[1]，伝染性単核球症において麻疹や風疹などのウイルス抗体価が非特異的に上昇する[2]ことが文献で報告されており，臨床経過からも麻疹などの重複感染は否定的であった．

II. 概説　　HIVによる急性レトロウイルス症候群

❶病因，病態

　HIVに感染した患者の40〜90％の症例に急性レトロウイルス症候群と呼ばれる伝染性単核球症様の非特異的な臨床症状（発熱，倦怠感，咽頭痛，発疹，体重減少，盗汗，リンパ節腫脹，筋肉痛，頭痛，悪心，下痢など）が感染後2〜6週間後に出現することが知られている[3]。検査所見でも白血球減少，血小板減少，異型リンパ球，肝酵素上昇は頻繁に認める。また，経過中の24％の患者には無菌性髄膜炎が合併することも報告されている。

　この一連の経過中，体内ではHIVが急速に複製され全身に播種しており，宿主の免疫がこれを食い止め，ウイルスを除去しようとする。ウイルス量は最高で数百万/mlにおよび，感染の全自然経過の中でもっとも高い値をとる時期となり，この期間，性交渉のあった他人が感染するリスクも最大となる。その後HIV特異的細胞傷害性T細胞の出現によりウイルス量が減少し始める。一方，感染後3〜12週後にはHIV特異抗体も検出されるようになり6〜12ヵ月かけて完成される（Seroconversion）。減少し始めたウイルス量はやがてセットポイントと呼ばれる定常状態に入り，このときのウイルス量が高いほどその後の免疫障害は進みやすくなり，AIDSを発症するまでの期間が短くなる。

❷診断

　臨床経過は非特異的なものが多く，鑑別は表1のように多岐にわたる。急性レトロウイルス症候群で医療機関を受診した際，確定診断に至らず，特に症状の軽い症例では単なる感冒と診断され風邪薬を処方されるケースも見受けられる。数週間の経過で改善してしまうため，患者本人も感染に気づかずに過ごし，AIDS発症まで医療機関を受診しないことになりかねない。従って患者に感染のリスクとなる背景がなかったかどうかに着目し，可能な限り患者の同意取得後に積極的に検査を進めることが重要となる。

　HIV抗体は感染初期には抗体価も低く，検出に不十分であるためHIV-RNA量

表1　HIV初期感染の鑑別疾患

ウイルス感染	Epstein-Barrウイルス サイトメガロウイルス 単純ヘルペスウイルスの初期感染 インフルエンザウイルス 肝炎ウイルスの感染初期 パルボウイルスB19 風疹
細菌感染	溶連菌感染 梅毒2期 ライム病 リケッチア 播種性淋菌感染
寄生虫	急性トキソプラズマ感染
感染症以外	成人Still病 全身性エリテマトーデス 全身性脈管炎 薬物反応

(Sigall K, Eric SR：Primary HIV typeⅠinfection. Clin Infect Dis. 2004 May 15；38：1447-1453[3]）より改変引用)

の検出，Western blot法の経時的変化が診断に有効となる．HIV抗体価も数週間後に再検すれば明確に検出されるようになる．ただしHIV抗体だけでは，急性，慢性期に限らずHIV感染の確定診断にはならない．

❸治療

　現在の抗HIV薬にはHIVを体内から完全に除去する力はないが，HAARTと呼ばれる多剤併用療法により検出限界以下にウイルスを押さえ続け，免疫不全の進行を遅らせることが可能となってきた．ただし内服を継続せねばならず，長期にわたるほど糖・脂質代謝障害，体型変化，ミトコンドリア障害による乳酸アシドーシスといった副作用も高頻度に出現して内服継続が困難となることが少なくない．しかも95％以上の内服率を保たなければ耐性ウイルス出現の可能性も高まり，その伝播も危惧される．長期内服は経済的にも大変な負担となる．従って現在のHIV治療ガイドラインではHIV感染症がある程度進行してから（無症候者

ではCD4数が350/μlを下回ってから[4]）治療を考慮することとある。

以上から，HIVの初期感染に治療を開始することには慎重にならなければならない。治療導入のメリットとしてはHIV特異免疫の保持，新たな感染の抑制，セットポイントの低下，急性感染症状の軽減などが，デメリットとしては抗HIV薬の長期毒性，耐性ウイルスの出現と将来的な抗HIV薬の選択肢の低下，QOLの低下，コスト問題などが挙げられる。最新のDHHS（米国保険福祉省）のガイドラインでも急性感染の抗HIV薬による治療はあくまでも「自由選択」となっている[4]。今回呈示した症例では意識障害を呈するほど重篤であり，HAARTを導入することで早期の症状改善が図られた。退院後もHAARTを継続しながらHIVも検出限界以下に抑えられ，CD4数も300/μlを上回るようになり良好な経過をたどっている。ただし前述の理由により今後も長期的経過を慎重に追わなければならない。

参考文献

1) Rochelle PW, Erick SW et al : Investigation of primary human immunodeficiency virus infection in patients who test positive for heterophile antibody. Clin Infect Dis. 2001 aug 15 ; 33（4）: 570-572.
2) Haukenes G, Viggen B et al : Viral antibodies in infectious mononucleosis. FEMS Immunol Med Microbio. 1994. Mar ; 8（3）: 219-224.
3) Sigall K, Eric SR : Primary HIV type I infection. Clin Infect Dis. 2004 May 15 ; 38 : 1447-1453.
4) Guidelines for use of antiretroviral agents in HIV-infected adults and adolescents. DHHS. Apr. 7, 2005.

（矢崎　博久，岡　慎一）

Ⅲ. 血小板・出血・凝固編

CASE 1

紫斑と月経過多を主訴に来院した48歳の女性

■症例■

48歳,女性,主婦
主訴：紫斑,月経過多
既往歴：30歳時 右乳腺線維腺腫摘出術

■現病歴■

　2004年3月下旬より四肢に紫斑が度々出現した。4月19日より月経が始まり,量が普段より多く,1週間ほど持続した。その後も軽い打撲で大きな紫斑が出現した。5月29日近医を受診,血小板数 $9,000/mm^3$ といわれ5月30日来院。

■理学的所見■

　体温36.8℃,脈拍92/分,血圧134/80 $mmHg$,眼瞼結膜貧血なし,眼球結膜黄疸なし,心・肺異常なし,腹部軟,肝脾腫なし,リンパ節腫脹なし,左上腕・左前腕・右膝・右前脛骨部に径約 $2\,cm$ の紫斑あり。

初診時検査所見

末梢血			生化学		
RBC	439×10^4/μl		総蛋白	7.2 g/dl	
Hb	12.7 g/dl		アルブミン	4.2 g/dl	
Ht	37.6 %		総ビリルビン	1.1 mg/dl	
MCV	85.6 fl		AST	12 IU/l	
MCH	28.9 pg		ALT	8 IU/l	
MCHC	33.8 g/dl		LDH	161 IU/l	
WBC	7,110/μl		ALP	157 IU/l	
好中球	68 %		UA	3.1 mg/dl	
リンパ球	26 %		Cr	0.59 mg/dl	
単球	6 %		BUN	9 mg/dl	
Plt	1.4×10^4/μl		CRP	0.3 mg/dl	
尿			凝固		
蛋白	−		PT	11.3 sec	
糖	−		aPTT	37.0 sec	
ウロビリノーゲン	±		Fib	224 mg/dl	
			FDP-Dダイマー	0.5 μg/ml	

I. 診断へのプロセス

　紫斑（点状あるいは斑状の表在性出血）を中心とした出血症状があり，また血小板減少症があるが赤血球系・白血球系に異常がないこと，凝固線溶系データの異常がないことが，この症例の特徴である。特発性血小板減少性紫斑病（idiopathic thrombocytopenic purpura; ITP）を疑い骨髄穿刺を行った。

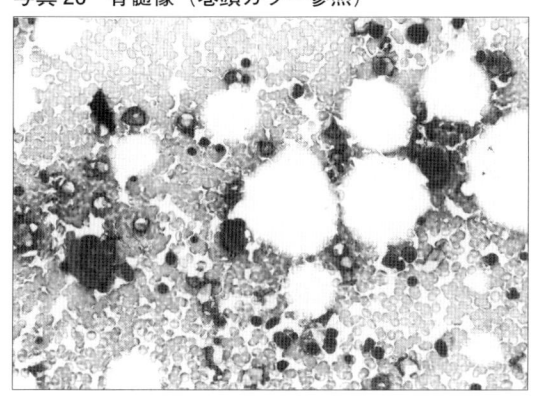

写真26　骨髄像（巻頭カラー参照）

　有核細胞数23万/μl，巨核球数128/μl，血小板産生を認めない巨核球が多数みられた。白血球系，赤芽球系細胞に異常はなく，癌細胞などの異常細胞も認められなかった。これらの所見はITPに合致する。しかし，ITPは除外診断であり，血小板減少をきたしうる種々の疾患が否定できたうえでこの診断名がつけられる。特に悪性腫瘍などに合併する潜在的DICや骨髄転移などにより血小板減少症をきたす可能性があるので，慎重に診断する必要がある。実際，ITPとして長年にわたりステロイド治療されたり，脾摘をされた症例がのちに遺伝性血小板機能異常症と判明することがある。また診断時には原因疾患が顕在化していなくとも経過に伴い原病による症状が出現することがあり，治療経過中も常に除外された疾患を念頭におく必要がある。

II. 概説　　　　　　　　特発性血小板減少性紫斑病

❶病因，病態

表1に旧厚生省特発性造血障害調査研究班によるITPの診断基準を示す。1990年に改訂され，従来の基準に血小板結合性免疫グロブリン（PAIgG）増量が新たに加わった。

表1　ITPの診断基準

1. 臨床所見	出血症状の存在 紫斑が主。歯肉出血，鼻出血，下血，血尿，月経過多など
2. 検査所見	(1)末梢血 　①血小板減少：　　　②赤血球・白血球は数，形態ともに正常 　　・100,000/μl以下　・ときに失血性または鉄欠乏性貧血を伴う 　　・偽血小板減少に留意　・また軽度の白血球増減をきたすことあり (2)骨髄 　①骨髄巨核球数は正常ないし増加 　②赤血球系および顆粒球系は数，形態ともに正常 　③血小板結合性免疫グロブリン（PAIgG）増量 　　・ときに増量を認めないことがある 　　・他方，本症以外の血小板減少症においても増量
3. 除外疾患	血小板減少をきたしうる各種疾患を否定できる
4. 診　断	1および2の特徴を備え，さらに3の条件を満たせばITP
5. 病型鑑別 の基準	(1)急性型：推定発病また診断から6ヵ月以内に治癒した場合 　・小児においては，ウイルス感染症が先行し，発症が急激であれば急性型のことが多い (2)慢性型：推定発病または診断から経過が6ヵ月以上遷延する場合

（野村武夫：厚生省特定疾患特発性造血，障害調査研究班　昭和62年度，研究業績報告書，p.186, 1988.）

末梢血液では血小板減少を認めるが，赤血球数，白血球数，血液像に異常は認めない。まれに，血小板減少に伴う出血のため，鉄欠乏性貧血の像を呈することがある。本症の診断では末梢血塗抹標本をみることが重要である。血小板が異常に大きい場合，遺伝性血小板機能異常症であるBernard-Soulier症候群などの可

能性があり，また血小板凝集塊の存在が認められる場合には以下に述べる偽性血小板減少症を考慮する．

現在ほとんどの病院，検査センターでは自動血球計数装置を用いて末梢血の血球算定をしているが，0.2～1％程度の頻度でEDTAによる偽性血小板減少症が起きる．これは抗凝固剤として汎用されているEDTAがおそらく免疫グロブリンと反応して血小板凝集を起こすもので，測定時のアーティファクトとして血小板減少をきたすものである．血液像で血小板の凝集塊を認めること，チトラートやヒルジンなどの異なる抗凝固剤を用いると血小板数が正常であることで診断する．

骨髄の巨核球数は，正常もしくは増加の傾向を示し，また血小板産生像の見られない巨核球が多い．末梢血の混入により細胞数が見かけ上，低下することがあるので骨髄中の巨核球数の判定には，塗抹標本作成後の残りの骨髄液をフォルマリン固定し，病理標本として観察することが望ましい（clot section法）．

ITPの診断に最近重要と考えられているのが，PAIgGである．従来よりITPは抗血小板抗体の産生が原因とされてきたが，患者血清における抗血小板抗体の陽性率は20～40％であり診断基準としては使えなかった．その原因として血小板への結合力が強い抗体はすでに体内の血小板と結合しており，親和性の低い抗体のみが血清中に残っていると推測されている．そこで，PAIgGが注目されたわけであるが，ITP症例の75～90％が陽性を示すことよりITP診断の有力な診断基準となっている．正常値は10 $ng/10^7$ 血小板であるが，本症例では193.0 $ng/10^7$ と増加していた．

血小板に結合している免疫グロブリンとしては，IgGがほとんどであるが（PAIgG），IgMや補体成分（PAIgMやPAC3）も最近は測定されるようになってきた．PAIgGは急性ITPでもっとも高値を示し，慢性ITPでは平均としては急性ITP例の約50％程度であるが，症例による変動が大きい．最近，PAIgGとして定量されるIgGのうちかなりのものが血小板内部の α 顆粒からくる非特異的IgGであることが示され，PAIgGの増加はただちに自己抗体による血小板破壊を意味するわけではないことが示唆されている．そこで，現在では抗原特異的PAIgGを測定し，ITPの診断に用いるほうがより特異的であると考えられるようになってきた．抗血小板抗体が認識する抗原は血小板膜糖タンパクGPIIb/IIIa複

合体，GPIb-X複合体であることが多く，2/3以上のITP症例においてこれらの抗体が確認されている。今後，より多くの血小板特異抗原の測定法が開発され，ITP診断の信頼性を増すことが期待される。

血小板数は15〜30万/μlが正常範囲であるが，ITP症例で血小板5万/μl以上では出血症状は認めない。2〜5万/μlでは，皮膚の紫斑，粘膜の出血斑，外傷時の易出血性が認められる。抜歯時の止血困難，月経過多なども起きる。血小板数1万/μl以下では皮膚出血に加え，鼻出血，血尿などが起き，頭蓋内出血，消化器出血は死因になりうる。血友病などの凝固因子系の異常と異なり，関節出血や深部組織出血は起きない。また，白血病や癌化学療法時の骨髄抑制による血小板減少症と比較すると，血小板数1〜3万/μl程度の血小板減少でも驚くほど出血症状の軽い症例がかなり存在する。

本症は，急性と慢性型に分類され，急性型は小児に多く認められる。急性型は，発症前に上気道感染，ウィルス感染など先行感染を認めることが多く，数週間ないし，数ヵ月で完治する。感染症の回復期に血小板減少が認められることより，ウィルスなどの感染源とそれに対する抗体が免疫複合体を形成し，それが血小板膜に結合することにより血小板が非特異的に破壊されると考えられている。しかし，約10％の急性ITP症例は慢性型に移行する。慢性型ITPは徐々に発症するITPであり，各年齢層におこるが特に20〜30代に好発し，女性患者が男性の約2倍以上である。前述したように自己免疫疾患と考えられている。

❷治療

旧厚生省特定疾患研究班が作成したITPのプロトコールを図1に示す。注目すべき点は血小板が減少していても，出血症状がない場合は積極的に治療せず，経過を観察するという方針である。一般的には血小板数が5万/μl以上あれば出血傾向はなく，基本的には経過観察のみでよい。出血症状がある場合は，まず副腎皮質ステロイドによる治療を試み6ヵ月間観察する。この期間中に血小板減少が再発する場合は，必要に応じて副腎皮質ステロイド投与を繰り返す。6ヵ月の治療後，なおも血小板減少，出血傾向が続く場合，摘脾または免疫抑制剤を使用する。

(1) 副腎皮質ステロイド

急性型，慢性型ともに副腎皮質ステロイドが第1選択の治療法である。プレドニソロンを 1 $mg/kg/day$ 最長4週間投与し，その後毎週 5 mg の割合で減量する。減量により再び出血傾向がみられる場合は，摘脾を勧めるべきであるが，ステロイドの少量投与で維持する例もある。

(2) 摘脾療法

副腎皮質ステロイドの減量により出血症状が出現する場合や副腎皮質ステロイドの副作用が強く投与を持続できない場合，摘脾はもっとも有効性の高い治療法である。長期にわたり血小板数の回復を認め，出血症状が消失する症例は 50％以上である。摘脾にても血小板数の増加しなかった症例や短期的に増加するものの再び血小板減少が起きる症例では副腎皮質ステロイドの少量投与や免疫抑制剤の併用療法を行う。

(3) 免疫抑制療法

副腎皮質ステロイドなどと併用して投与されることが多い。アザチオプリン 1～3 $mg/kg/day$，またはシクロホスファミド 2～3 $mg/kg/day$ 投与を行うが，投与は2ヵ月を越えないようにする。骨髄抑制の副作用に注意が必要である。

ITP症例の約 25％程度は副腎皮質ステロイドや摘脾後も血小板減少，出血傾向が持続する難治例である。このような症例に対しては以下のような治療が試みられている。すべての症例に有効なものはなく，それぞれの症例で適切な治療を探す。

(4) ダナゾール療法

男性ホルモンの誘導体であり作用機序は不明であるが，60％近くの症例で血小板数増加を認めたとの報告がある。1日量 400 mg を投与する。男性化作用，肝機能障害などの副作用がみられることがある。

(5) ビンカアルカロイド緩速静注療法

網内系の抑制により血小板の破壊を防ぐことを目標とした治療であり，1回1

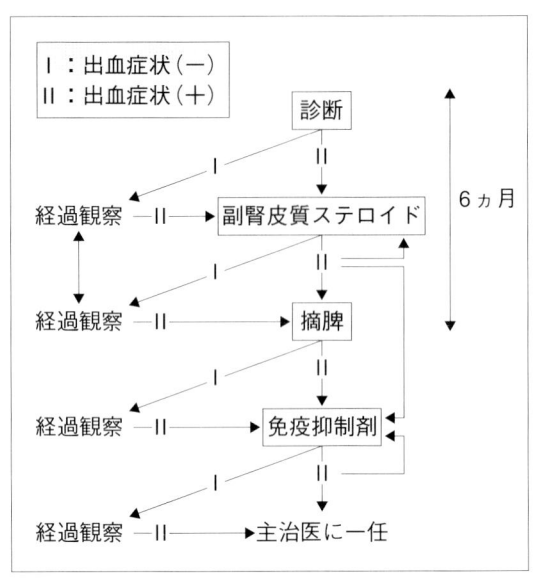

```
┌─────────────────────────────────┐
│  I：出血症状（−）                │
│  II：出血症状（＋）    ┌──┐      │
│                        │診断│    │
│                        └──┘      │ ↑
│                  I ↙    ↓ II     │
│          ┌────┐      ┌──────────┐│
│  経過観察─II─│副腎皮質ステロイド││ 6ヵ月
│          └────┘      └──────────┘│
│                   I ↙   ↓ II ←─┐ │
│          ┌────┐      ┌──┐       │
│  経過観察─II─│ 摘脾 │         │
│          └────┘      └──┘       │ ↓
│                   I ↙   ↓ II ←─┐
│          ┌────┐      ┌──────┐
│  経過観察─II─│免疫抑制剤│
│          └────┘      └──────┘
│                   I ↙   ↓ II
│          ┌────┐      ┌──────────┐
│  経過観察─II─→│主治医に一任│
└─────────────────────────────────┘
```

図1　ITPの治療指針
出血症状があれば，副腎皮質ステロイド，摘脾，免疫抑制剤の順に治療法を選択する。ただし，摘脾は原則的に診断後6ヵ月以内には行わない。

(野村武夫：特発性血小板減少性紫斑病分科会報告，厚生省特定疾患造血器障害調査研究班　昭和58年度，研究業績報告書，p.26, 1984.)

〜2 *mg* のビンクリスチンを1週に1回4〜6週間行う。約50％以上の症例で血小板増加を認めるが，一過性のことが多い。末梢神経障害，脱毛等の副作用がある。

(6)**インターフェロン療法**

インターフェロン α-2b を300万単位週1回投与すると，一過性ではあるが血小板増加を認める。

(7)**ヘリコバクターピロリー除菌療法（ITP には保険診療未承認）**

非侵襲的で簡便であり，しかも奏効率が30〜60％であることから，新たな治療法として注目されている。ITP 患者には最初に尿素呼気試験を行い，陽性であ

れば，ヘリコバクターピロリー除菌療法を副腎皮質ステロイド内服の前に試みてもよいと思われる。

(柳　光章, 尾崎　由基男)

Ⅲ. 血小板・出血・凝固編

CASE 2

多彩な神経症状と貧血，血小板減少を示した31歳の女性

■症例■
31歳，女性，主婦
主訴：失見当識，左上肢麻痺，貧血，血小板減少
既往歴：特になし

■現病歴■
2002年11月末より月経時の出血増加，全身倦怠感あり，12月に近医で貧血（Hb 8.1, Plt 25.9万）を指摘された。2003年1月5日より右下肢のしびれ，発語障害が出現し，F病院に入院した。血算ではHb 5.9, Plt 4,000であり，11日には失見当識，右上肢麻痺が起き，症状が増悪，軽減を繰り返した。Evans症候群を疑われ，1月5日よりプレドニン70 *mg/day* を投与された。末梢血塗抹標本で破砕赤血球を認めたため，1月14日当院に入院。

■理学的所見■
体温36.9℃（第2病日37.5℃），脈拍60/分，血圧103/60 *mmHg*，皮膚異常なし，心肺異常なし，リンパ節腫脹なし，右上肢脱力，構語障害，軽度意識障害（JCS 2～3），神経症状は数時間毎に増悪，軽快を繰り返す。

初診時検査所見

末梢血		生化学	
RBC	$137 \times 10^4/\mu l$	総蛋白	6.6 g/dl
Hb	4.7 g/dl	アルブミン	3.8 g/dl
Ht	15.5 %	A/G比	1.36
MCV	113.1 fl	総ビリルビン	1.1 mg/dl
MCH	34.3 pg	AST	53 IU/l
MCHC	30.3 g/dl	ALT	23 IU/l
Ret	$226 \times 10^4/\mu l$	LDH	1,306 IU/l
WBC	$8,400/\mu l$	ALP	138 IU/l
好中球	52.0 %	UA	6.9 mg/dl
リンパ球	32.0 %	Cr	0.91 mg/dl
単球	9.0 %	BUN	22 mg/dl
Plt	$0.2 \times 10^4/\mu l$	Na	141 mEq/l
破砕赤血球	0.9 %	K	4.2 mEq/l
尿		Cl	102 mEq/l
蛋白	（±）	Ca	8.4 mg/dl
潜血	（＋）		

写真27　末梢血塗抹標本（巻頭カラー参照）

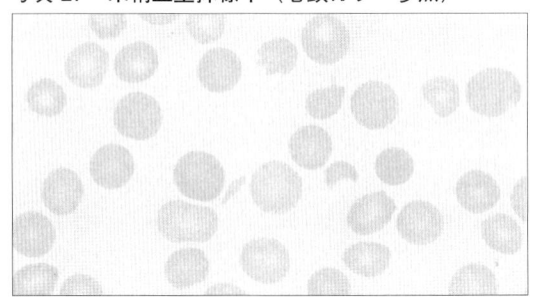

Ⅰ. 診断へのプロセス

　この症例は増悪，軽快を繰り返す多彩な神経症状，紫斑が特徴といえる。その他，発熱，強度の貧血，血小板減少症，LDHの増加，また血液塗抹標本で破砕赤血球を認めた。
　紫斑，血小板減少症があるため，凝固，線溶系の精査を行った。

PT	12.0 sec（INR 1.11）
aPTT	24.2 sec
フィブリノーゲン	210.4 mg/dl
Dダイマー	1.7 μg/ml（＜1.0）
FDP-E	272.6 ng/ml（＜100）
アンチトロンビンⅢ	121.0 %
トロンビンアンチトロンビン複合体（TAT）	6.1 μg/ml（＜3.75）
プラズミンα2プラズミンインヒビター複合体（PIC）	1.8 μg/ml（＜0.8）

　以上のように軽度の凝固，線溶系の亢進は認められたが，いずれも高度とは言えず，また凝固因子などの消費も軽度と判定された。これらのことから播種性血管内凝固症（disseminated intravascular coagulation; DIC）ではないと考えられる。
　次に血小板減少症の原因を探求するため，骨髄穿刺を行った。

骨髄所見	
有核細胞数	22.1万/μl
巨核球数	40/μl
骨髄塗抹標本細胞分画	特記すべき異常なし
NAP染色	181

　以上より，血小板産生低下による血小板減少症の可能性は小さいと思われた。
　強度の貧血，LDH増加，また末梢血塗抹標本で破砕赤血球を認めたことより，溶血性貧血を疑いクームステストを行ったが，陰性であった。
（LDHアイソザイムは，LDH1 28.0 %，LDH2 34.4 %，LDH3 20.8 %，LDH4 8.6 %，

LDH5 8.3％と全体に増加しており，疾患特異的なパターンは無し）

血小板減少性紫斑病，破砕赤血球を伴う溶血性貧血，動揺性の神経症状，発熱などの症状からは，この症例は血栓性血小板減少性紫斑病（thrombotic thrombocytopenic purpura；TTP）や溶血性尿毒症症候群（hemolytic uremic syndrome；HUS）で代表される血栓性細小血管障害（thrombotic microangiopathy；TMA）であることが疑われる。この4，5年の研究の進歩により，TTPの発症にvon Willebrand factor（vWF），特にunusually large vWF multimers；UL-vWFMsの関与が明らかにされた。vWFは内皮細胞から放出された直後はUL-vWFMsであるが血中のvWF切断酵素（vWF-cleaving protease；VWF-CP）によってすぐに切断され，通常の大きさのvWFとなる。何らかの原因でvWF-CP活性が低下するとUL-vWFMsが増加し，血小板活性化，血栓形成を引き起こし，TTPが発症すると考えられている。

そこで奈良県立医科大学輸血部 松本雅則博士に依頼し，2003年1月15日の血漿におけるvWF-CP活性を測定したところ3％以下であり，TTPと確定診断がついた。また抗vWF-CP抗体価は5.0 *Bethesda* 単位/*ml* であり，この症例は何らかの原因によりvWF-CPに対する抗体が産生され，結果としてUL-vWFMsが

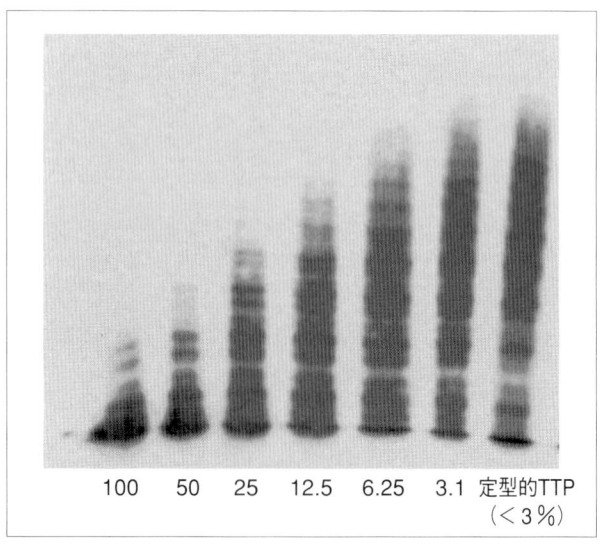

図1 TTP症例の vWF multimer 解析
（奈良県立医大輸血部 松本雅則，藤村吉博氏提供）

増加,血小板活性化,血栓形成に至り,TTPを発症したものと推測される(1 *Beshesda* 単位とは,正常血漿中のvWF-CP活性を50％阻害する抗体価を示す)。

　前掲の図はWestern blot法によりvWF multimerを測定したものであり,左の6レーンは精製vWFに正常血清の2倍希釈列を加えた検量線を示す。100％血漿ではvWFが分解され,小さい分子量のvWF multimerのみが存在するが,血漿希釈が進むにつれ,分子量の大きいvWF multimerが残存する。1番右のレーンは定型的TTPの患者であるが,vWF multimerパターンは正常血漿3.1％とほぼ等しい。

II. 概説　血栓性血小板減少性紫斑病と溶血性尿毒症症候群

❶病態，病因

　血小板活性化，血管内皮細胞障害，微小血栓形成がベースにあり，破砕赤血球の出現をともなう貧血，血小板減少性紫斑，腎機能障害を示す血栓性細小血管障害（TMA）である。腎障害を主症状とする溶血性尿毒症症候群（hemolytic uremic syndrome; HUS）および中枢神経系の症状が特徴である血栓性血小板減少性紫斑病（thrombotic thrombocytopenic purpura; TTP）が知られており，従来TTPは成人に多く，HUSは小児に多いとされてきた。小児HUSはほとんど腸管出血性大腸菌，特にO157血清型の感染性に伴うことが多く，同菌の産生するベロ毒素による血管内皮障害に起因するとされている。より神経学的な症状があるものをTTP，腎障害が前面に出るものをHUSとしてきたが，臨床的には鑑別が困難な場合も多く，最近までTTP/HUS症候群として一括して取り扱われていた。

　vWFは血管内皮細胞で産生される止血因子であり，2050アミノ酸残基からなるサブユニットが数10から数100重合したmultimerを形成している。vWF multimerは障害血管壁において血小板粘着，凝集に関与する「分子糊」として働くことが知られている。TTPにおける微小血栓に血小板とvWFが存在すること，またTTP患者血中にunusually large vWF multimers（UL-vWFMs）と呼ばれる特に大きいvWF multimerが増加することが1982年に明らかになった。この原因については長く解明されていなかったが，5〜6年前よりvWFを分解するvWF因子切断酵素（vWF-cleaving protease；VWF-CP）活性の低下によることが示された。前述したようにvWFは内皮細胞から放出された直後はUL-vWFMsであるが血中のvWF因子切断酵素（vWF-cleaving protease；VWF-CP）によりすぐ切断され，通常の大きさのvWFとなる。この状態では生理的にはvWF multimerが血小板と反応することはない。しかし何らかの原因によりvWF-CP活性が低下するとUL-vWFMsが増加し，血小板と反応し，血小板の活性化，血栓形成を引き起こし，TTPが発症すると現在は考えられている。

　vWF-CPが軽度低下するのみではTTPは発症しないが，3％以下になるとUL

-vWFMsが増加し，TTPの症状を呈する。1979年に報告された小児期より慢性再発性にTTPを発症するUpshaw-Schulman症候群は，先天的にvWF-CP活性が低い遺伝疾患であることが明らかにされた。ほかに，自己免疫疾患，チクロピジンなどの薬剤投与時にvWF-CPに対する抗体が産生される続発性TTP，また基礎疾患が無くvWF-CPに対する抗体が産生されるTTPも多い。

表1 治療プロトコール

血漿輸注		
FFP		
初回 8 $ml/kg/day$		7日間連続投与
テーパリング 同量		3回/1週間
		2回/2週間
または 血漿交換		
FFP		
初回	循環血漿量の1.5容：第1, 2, 3日	
4日以降		1容：4回/第4〜9日
テーパリング		1容：3回/1週目
		2回/2週目
抗血小板投与		
ジピリダモール		300 mg/day
アセチルサルチル酸		80 mg/day
その他 プレドニゾロン		1〜2 mg/kg 体重

（日本TTP研究班）

❷治療

　新鮮凍結血漿の輸注や血漿交換が有効である。TTPがvWF-CPによる抗体産生とvWF-CP活性低下，UL-vWFMs増加によることが明らかにされた現在，vWF-CPを補い，vWF-CP抗体またUL-vWFMsを除去することになる血漿交換や血漿輸注はまさに正しい治療法だったわけである。必要な輸注血漿量や血漿交換の回数は症例により異なる。一般に早期に診断し，治療を開始するほど症状改善に要する血漿量は少ない。5徴候が明らかに重篤なTTPの場合，長期にわたり大量の血漿交換が必要となることもある。

これまでプレドニゾロンなどの免疫抑制療法はTTPの治療としてはごく限られた症例に有効とされてきたが，TTPにおいてvWF-CPに対する抗体が病態に関与することが明らかにされ，免疫療法の価値も再評価されつつある。

（大西　達人，上田　恭典，尾崎　由基男）

Ⅲ. 血小板・出血・凝固編

CASE 3

関節内出血を繰り返し歩行障害をきたした24歳男性

■症例■
24歳，男性，無職
主訴：歩行障害
既往歴：16歳時，虫垂炎

■現病歴■
　幼少期より関節腫脹，筋肉内出血，皮下出血を繰り返していた．近医での血液検査でaPTTの延長がみられ当院に紹介．

■理学的所見■
　体温36.1 ℃，脈拍70，血圧120/80 mmHg，眼瞼結膜貧血なし，眼球結膜黄疸なし，心・肺異常なし，腹部軟，肝脾腫なし，リンパ節腫脹なし，両膝関節は30°まで屈曲可能．右膝関節のX線写真を示す．関節腔の狭小化と関節軟骨の骨化を認める．

初診時検査所見

末梢血			生化学	
RBC	$540 \times 10^4/\mu l$		総蛋白	8.0 g/dl
Hb	17.7 g/dl		アルブミン	4.9 g/dl
Ht	49.3 %		総ビリルビン	0.5 mg/dl
MCV	91.3 fl		AST	19 IU/l
MCH	32.8 pg		ALT	38 IU/l
MCHC	35.9 g/dl		LDH	213 IU/l
WBC	4,300/μl		ALP	133 IU/l
好中球	45 %		UA	6.4 mg/dl
リンパ球	39 %		Cr	0.59 mg/dl
単球	12 %		BUN	8 mg/dl
Plt	$19.4 \times 10^4/\mu l$		CRP	0.3 mg/dl
尿			凝固	
蛋白	(−)		PT	14 sec
糖	(−)		aPTT	82.7 sec
ウロビリノーゲン	(±)		Fib	199.8 mg/dl

右膝関節 X 線

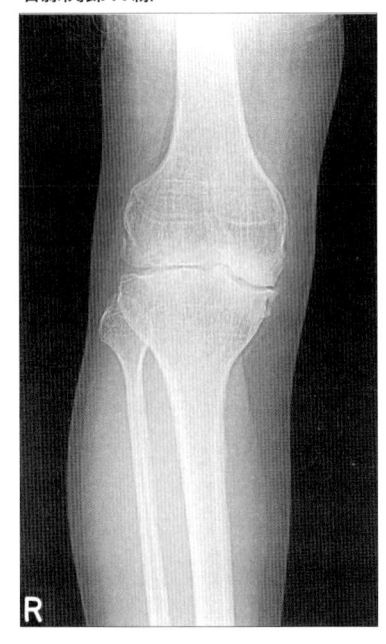

I. 診断へのプロセス

　男性で出血傾向があり，関節腔内出血，筋肉内出血など深部組織の出血が起きている場合は，血友病の可能性が高い。関節腔内出血を反復する間に関節の変形，拘縮，骨格筋の萎縮がくる。血友病には第VIII因子欠損異常症の血友病Aと第IX因子欠損異常症の血友病Bがある。

　スクリーニング検査として，血小板数，出血時間，活性化部分トロンボプラスチン時間（aPTT），プロトロンビン時間（PT）を測定するが，血小板数，出血時間，PTは正常である。第VIII因子，第IX因子は内因系凝固機序に属するため，aPTTが著明に延長する。一方，外因系凝固機序の指標であるPTは正常である。重症例では，全血凝固時間が延長するが，軽症では多くが正常範囲である。この症例でも血小板数，PTは正常であるが，aPTTは高度に延長していた。

　確定検査として既知の血友病患者血漿を用いた第VIII因子活性，第IX因子活性測定試験を行う。また，抗原としては存在しても，凝固因子としての活性がない異常蛋白の検出のため，第VIII因子，または第IX因子に対する抗体を用いた抗原測定も行われている。本症例では第VIII因子活性1％以下，第VIII因子に対する抗体は認めなかった。

　第VIII因子，第IX因子の遺伝子構造はすでに明らかになっており，現在は遺伝子診断も行われている。患者の診断のみでなく，保因者診断，胎児診断，遺伝相談などにも，遺伝子診断は活用されている。本症例では遺伝子検索は行われなかったが，母方の叔父が血友病であることから，母親がキャリアーであると推定できる。

II. 概説　　　　　　　　　　　　　　　　　　　　血友病

❶病因，病態

　血友病は先天的血液凝固異常により出血傾向を示す疾患である。血友病には血友病A，血友病Bとがあり，それぞれ第VIII因子凝固活性また第IX因子凝固活性が先天的に欠乏している。血友病A，Bともに伴性劣性の遺伝形式を持ち，X遺伝子上に異常があると考えられている。すなわち，血友病の男性を父とする女児はすべてヘテロ接合の保因者となり，ヘテロ接合保因者を母とする男児の50％が血友病となる。血友病Aは男子出生人口約8,000人に1人の割合で発症するが，血友病Bの発生は血友病Aの約1/5程度である。ホモ接合の女性で血友病となるのはきわめてまれである（図1）。

　臨床症状としては，皮膚，粘膜にも出血をするが，深部組織，特に筋肉内の血腫，大関節腔内への出血を繰り返すことが特徴的である。血小板減少性紫斑病と異なり出血量が多く，溢血斑，血腫を形成しやすい。消化管出血，鼻出血，血尿などの臓器よりの出血もみられることがある。出血症状は，凝固因子の欠乏状態に依存しており，凝固因子活性が健常者の1％以下であれば関節内出血，筋肉内

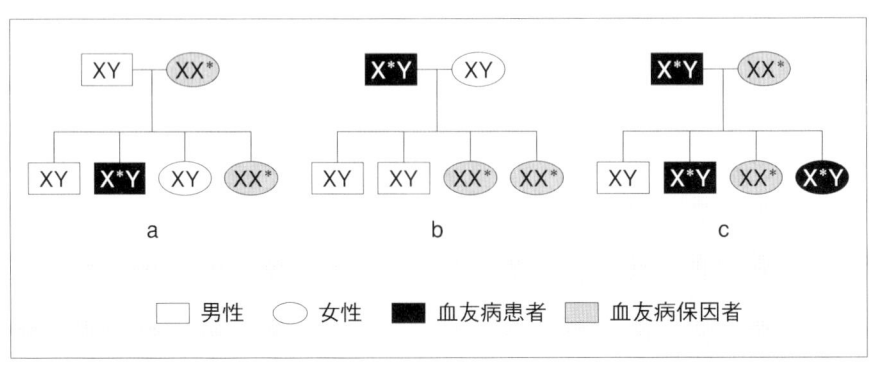

図1　血友病の遺伝形式
X染色体上の伴性劣性遺伝（X*）なのでX*Yの男性は発症するが，XX*の女性は保因者になるのみである。X*X*となって女性が発症することはきわめてまれである。
　（血友病，保因者の図．わかりやすい内科学　第2版，文光堂，p300, 2002年1月，尾崎由基男）

の血腫等深部組織の出血がみられる。凝固因子活性が5％以上存在すれば，自発的な深部組織内の出血は通常なく，外傷や外科手術などで単なる圧迫では止血困難な出血がみられることが多い。この場合，外傷直後より大量出血するというのではなく，じわじわとした止血困難な出血が続くのが特徴である。

　発症年齢は，生後6ヵ月より2年までが多く，凝固因子欠乏の強い重症例ほど早く発症し，種々の出血症状をきたす。おしめの取り替えのときに乳児が号泣し，後に股関節部の腫張，溢血斑で発見されることもある。一方，軽症例では発症年齢も遅く，成人になり抜歯時の止血困難などで発見される例もある。一般的に血友病Ａより，血友病Ｂの方が症状は軽度である。

　関節出血は，血友病に特徴的であり，またもっとも重大な問題である。関節出血は関節の腫張，疼痛を伴うが，反復するうちに関節の変形，拘縮が起き，関節の運動がいちじるしく制限されてくる。また骨膜下に出血すると骨質が吸収され，骨腫瘍に類似したような所見を呈する場合があり，骨折，偽関節の形成も起きやすい。

❷治療

(1)第Ⅷ因子（血友病Ａ），または第Ⅸ因子（血友病Ｂ）の補充療法

　血友病に対しての根本的治療は遺伝子治療しかないが，現在はまだ不可能である。出血時には，欠乏する凝固因子を静脈注射する補充療法が行われており，正常新鮮血漿より作成した濃縮製剤を用いる。出血部位，程度，手術の規模により補充療法の投与量，回数を決定するが，一般的に軽度の出血では目的とする凝固因子が正常人の10～30％，重症出血状態では，30～50％になるように濃縮製剤を投与する。これらは加熱処理などで輸血後肝炎，後天性免疫不全症候群（AIDS）ウイルスに感染しないようにされている。反復する補充療法での問題点は凝固因子に対する抗体（インヒビター）が出現することである。これらの症例では，血漿交換をしてから補充療法を行うか，副腎皮質ステロイドを投与するなどの治療が必要である。最近では，第Ⅷ因子をバイパスして凝固系の反応を進ませるオートプレックスや活性型第Ⅶ因子も止血に使用される。

　関節内出血を起こしているときは，特に早期の治療が必要である。

(2) 関節機能障害に対する整形外科的治療，機能回復訓練

　出血の結果として関節の変形，拘縮が起きてしまったときは整形外科的手術，補装具の装着，筋力増強などの機能回復訓練が行われる。

〔柳　芳章，尾崎　由基男〕

索　引

A

AIHA, クームス陰性	33
AIHAの治療	34
all-*trans* retinoic acid（ATRA）	70
AMLの治療	63
angioimmunoblastic lymphadenopathy with dysproteinemia；AILD	115
APLの治療	70
Ara-C（キロサイド）	56, 63
ATG（抗胸腺細胞グロブリン）	23, 25, 56
ATL急性型	82
ATLくすぶり型	81
ATLの治療	83
ATL慢性型	81
ATLリンパ腫型	82
Auer小体	59, 60, 67
亜急性連合性脊髄変性症	16
悪性貧血	13, 16
悪性リンパ腫の REAL (Revised European-American Classification of Lymphoid Neoplasms) 分類	107
悪性リンパ腫の Working Formulation 分類	106
悪性リンパ腫の新WHO分類	108
悪性リンパ腫の分類	107

アクラルビシン	56
アズール顆粒	61, 67
アスピリン	48
アドリアマイシン	83
アポフェリチン	6

B

Babinski反射	16
BCL2遺伝子	107
BCR-ABLの遺伝子再構成	88
BCR-ABL融合遺伝子	74
BCR/ABLキメラ遺伝子	89
Bence Jones蛋白	115
Bernard-Soulier症候群	136
Budd-Chiari syndrome	39
微小血栓形成	148
ビスホスホネート	83, 122
ビタミンB_{12}	12, 13, 17, 88
ビンカアルカロイド緩速静注療法	139
ブスルファン	47, 91
分化誘導療法	56, 70

C

CD45ゲーティング	97
CD59	38
CLLのBinet分類	99

CLLのRai分類	99
CLLの活動性	100
CLLの治療方針	101
CLLの病期分類	99
CML，古典的	89
CML，小児型（juvenile type CML, jCML）	89
CMLの移行期	90
CMLの急性転化	75, 90
CMLの第1慢性期	92
CMLの第2慢性期	93
CMLの治療	91
CMLの病期分類	90
CMLの慢性期	90
CML，非典型的（atypical CML, aCML）	89
CMML : chronic myelomonocytic leukemia	53
直接クームス試験	30, 34
直接クームス試験（直接抗グロブリン試験）	31
チロシンキナーゼ	89

D

de novo AML	63
de novo Ph ALL	75
decay accelerating factor（DAF）	24, 37, 38
DIC	59, 67, 69, 145
Donath–Landsteiner抗体	33
第IX因子欠損異常症	153
第VIII因子欠損異常症	153
大球性正色素性貧血	11, 13
大小不同 anisocytosis	4, 51
ダウノマイシン	63
脱顆粒現象	51
ダナゾール療法	26, 139
伝染性単核球症	127, 129, **130**
同種骨髄移植	24, 39, 55
同種造血幹細胞移植	75
ドミナントネガティブ	69

E

Evans症候群	34
エリスロポエチン	22, 43, 56
塩基性斑点	51, 52

F

FAB分類（French–American–British分類）	53, 61, 69
Follicular Lymphoma International Prognostic Index（FLIPI）	108
フィラデルフィア染色体（Ph）	74, 88
フェリチン	6, 44
フェロカイネティクス	22, 23
付加的染色体異常	90
副甲状腺ホルモン関連ペプチド（parathyroid hormone–related peptide ; PTHrP）	82
副腎皮質ステロイド	138, 139

副腎皮質ホルモン	34, 39	type-1)	80
不飽和鉄結合能(unsaturated iron binding capacity ; UIBC)	7	ハイドロキシウレア	47, 91
		破骨細胞活性化因子 OAF	122
フルダラビン	101	破砕赤血球	145, 148
		播種性血管内凝固症(DIC) 59, 67, 69, 145	

G

G-CSF	22, 23, 25, 56, 122	ハプトグロビン	29, 32, 37
glycosylphosphatidylinositol(GPI)アンカー膜蛋白	23, 38	汎血球減少症	21, 24, 52
		非典型的 CML(atypical CML, aCML)	89
GP Ⅱ b/Ⅲ a	137	非特異的エステラーゼ染色	60
GPI(glycosylphosphatidylinositol)アンカー	38	非破壊的造血幹細胞移植療法	110
		貧血の分類	3
GPIb-X	138	ヘテロ接合保因者	154
graft versus leukemia(GVL)効果	92	ヘモグロビン(ないしヘモジデリン)尿	38
偽性血小板減少症	137		
偽性高カリウム血症	46	ヘモジデリン	37
逆転写酵素	80	ヘリコバクター ピロリー除菌療法	140
グリベック(STI 571, メシル酸イマチニブ)	75, 92	補充療法	155
		補体感受性	38
限局期濾胞性リンパ腫の標準的治療	110	補体制御蛋白	38
5q一症候群	55	発作性寒冷ヘモグロビン尿症(paroxysmal cold hemoglobinuria ; PCH)	31

H

		発作性夜間血色素尿症(paroxymal nocturnal hemoglobinuria ; PNH)	23, 38
HAART	**128**, 131		
hairy cell leukemia HCL	98	骨の打ち抜き像 punched out lesion	121
hairy cell leukemia variant HCLv	98		

I

Ham test	38		
high dose Ara-C	63	IBL-like T-cell lymphoma	115
homologous restriction factor(CD59)	24	IFN α	47, **91**, 140
HTLV-1(human T-lymphotropic virus		IgH 遺伝子	122

IL-2 receptor α鎖	80		22, 23, 25, 56, 122
IL-6	122	関節腔内出血	153
immunoblastic lymphadenopathy IBL	115	関節出血	155
International Prognostic Index（IPI）	108	間接ビリルビン	11, 14, 29
International Prognostic Scoring System（IPSS）	54	寒冷凝集素症（cold agglutinin disease ; CAD）	31
異形成 dysplasia	22, 23, 52	奇形赤血球 poikilocytosis	4
異型リンパ球	127	キメラ遺伝子，BCR/ABL	89
異食症（pica）	5	急性型特発性血小板減少性紫斑病	138
遺伝子再構成，BCR-ABLの	88	急性骨髄性白血病（AML）	**61**
遺伝子治療	155	急性前骨髄球性白血病	**69**
遺伝性血小板機能異常症	136	急性レトロウイルス症候群	128, **130**
インターフェロン	47, 91, 140	巨赤芽球	12, 14
		巨赤芽球性貧血	3, **13**

J

		巨赤芽球性貧血の治療	17
JAK2遺伝子変異	46	巨大杵状核球	14
自家末梢血幹細胞移植	122	巨大血小板	52, 136
自己抗体	31, 34, 115	巨大後骨髄球	14
自己免疫性溶血性貧血（autoimmune hemolytic anemia ; AIHA）	31	キロサイド（Ara-C）	56, 63
		菌状息肉症	79
循環赤血球量	43	筋肉内出血	153
		クームス陰性 AIHA	33

K

		クームス試験，直接	31, 34, 145
花冠状細胞 flower cell	79, 80	クームス試験，直接（直接抗グロブリン試験）	31
活性型第VII因子	155	血液学的寛解	91
活性化部分トロンボプラスチン時間（aPTT）	153	血液学的寛解判定基準	91
過分葉	51, 52	血管外溶血	33
可溶性 IL-2 receptor α鎖	80	血管内皮細胞障害	148
顆粒球コロニー刺激因子 G-CSF		血管内溶血	33, 37, 38

血管免疫芽球性T細胞リンパ腫	115
血漿交換	149
血小板活性化	148
血小板, 巨大	52, 136
血小板結合性免疫グロブリン	136
血小板膜糖タンパク	137
血清蛋白電気泳動	113, 120
血清蛋白免疫電気泳動	114
血清鉄	7
血栓性血小板減少性紫斑病 (TTP)	146
血栓性細小血管障害 (TMA)	146, 148
血栓溶解療法	39
血中エリスロポエチン	23
血友病A	153
血友病B	153
高Ca血症	82
抗胃壁細胞抗体	13
高γ-グロブリン血症	115
抗胸腺細胞グロブリン (antithymocyte globulin; ATG)	23, 25, 56
抗血小板抗体	137
好中球アルカリホスファターゼ (NAP) 活性, score	38, 43, 74 88, 89
抗内因子抗体	13
高内皮細静脈 high endothelial venule	116
高ヒスタミン血症	88
骨髄異形成症候群	3, 23, **53**
骨髄異形成症候群のFAB分類	53
骨髄異形成増殖性疾患 myelodysplastic /myeloproliferative diseases	53

骨髄移植	24
骨髄移植, 同種	24, 39, 55
骨髄腫細胞	122
骨髄シンチグラフィー	23
骨髄生検	23
骨髄微小環境	23
骨髄非赤芽球細胞 (NEC)	61
古典的CML	89

M

M-bow	114
M3 variant	61, 69
M4Eo	62
major BCR-ABL (p210蛋白)	75
MCNU	47
MDS	89
MDSのWHO分類	54, 62
MDSの染色体異常	54
MDSの治療	55
minor BCR-ABL (p190蛋白)	75
Monosomy 7	60
M蛋白 (M成分)	114, 115, 120
慢性型特発性血小板減少性紫斑病	138
慢性好中球性白血病 (CGL)	89
慢性骨髄単球性白血病 (CMML)	89
慢性リンパ性白血病	**99**
無効造血	11, 14, 29, 53
メシル酸イマチニブ (STI571, グリベック)	75, **92**
メチルマロン酸	14

メルファラン	122, 123
免疫性溶血性貧血	31
免疫性溶血性貧血の分類	32
免疫抑制剤	23, 34, 138
免疫抑制療法	24, 25, 39, 56, 139, 150
網赤血球分利	5

N

NAP score（好中球アルカリホスファターゼ活性）	38, 43, 74, 88, 89
内因子	13, 14
内因性赤芽球系コロニー形成	46
内因性赤芽球系コロニー形成能	43
二次性再生不良性貧血	23

O

osteoprotegerin OPG	122
overt leukemia	63
オートプレックス	155
おとり受容体 decoy receptor	122
オプソニン	33
温式AIHA	31

P

PAIgG	137
Ph/BCR-ABL陽性急性リンパ性白血病	75
Philadelphia染色体（Ph）	74, 88
PIG-A（phosphatidylinositolglycan-class A）遺伝子	38
Plummer-Vinson症候群	5
PML	69
PML-RAR α融合遺伝子	69
PNH，再生不良性貧血と	39
PNHの治療	39
PPO（platelet peroxidase）	62
Precursor B-cell neoplasma	75
パス染色	74
プロウィルス	80
プロトロンビン時間（PT）	67, 153
ペルオキシダーゼ染色	60, 61

R

RA：refractory anemia	53
RAEB：refractory anemia with excess blasts	53
RAEB-t：refractory anemia with excess blasts in transformation	53
RANK	122
RANKリガンド RANKL	122
RARS：refractory anemia with ringed sideroblasts	53
REAL分類	75, 107, 115
refractory cytopenia with multilineage dysplasia（RCMD）	53
retinoic acid receptor α chain（RAR α）	69
Romberg症状	16
rouleau formation	119
リゾチーム	62

リツキシマブ（抗CD20モノクロナール抗体）	110	小球性低色素性貧血	4
リンパ球増多	**97**	小児型CML（juvenile type CML, jCML）	89
レチノイン酸	56, 69, 70	新WHO分類	75, 107, 115
レチノイン酸症候群	70	進行期濾胞性リンパ腫の治療	110
濾胞性リンパ腫	**107**	真性赤血球増加症	46
濾胞性リンパ腫の予後予測	109	新鮮凍結血漿	149
		ストローマ細胞	122

S

		正球性正色素性貧血	3, 37, 113, 119
Schilling試験	14	成人T細胞性白血病	80
Sézary症候群	79	赤芽球過形成	29, 37
STI 571，メシル酸イマチニブ（グリベック）	75, 92	赤血球アセチルコリンエステラーゼ	38
		赤血球指数	3
再生不良性貧血	3, **23**	赤血球寿命	31
再生不良性貧血，特発性	23	赤血球の大小不同	4, 51
再生不良性貧血とPNH	39	洗浄赤血球	39
再生不良性貧血，二次性	23	総鉄結合能（total iron binding capacity ; TIBC）	4, 7
再生不良性貧血の重症度分類	25		
再生不良性貧血の診断基準	24		
再生不良性貧血の治療	24		

T

細胞遺伝学的効果	92	T細胞受容体遺伝子	80
細胞遺伝学的効果判定基準	93	多クローン性免疫グロブリン増多症	119
細胞接着分子	122	多剤併用化学療法	63, 110
砂糖水試験	38	多臓器不全	26
サリドマイド	122	多段階発癌説	122
シクロスポリン	23, 25, 56	多能性造血幹細胞	53
シクロホスファミド	83, 101, 123	多発性骨髄腫	**122**
肢端紅痛症	46, 48	多発性骨髄腫の治療	122
瀉血	47	単クローン性免疫グロブリン増多症	119
出血傾向	24, 59, 67, 73, 99	爪変形（flat nail, spoon nail）	5

摘脾	34, 138, 139
鉄欠乏性貧血	3, **5**, 87
鉄欠乏性貧血の成因	4
鉄欠乏性貧血の治療	5
特異的エステラーゼ染色	60
特発性血小板減少性紫斑病（ITP）	135
特発性再生不良性貧血	23
トランスフェリン	6
トロンボキサン A_2	48

U

unusually large vWF multimers；UL-vWFMs	146
Upshaw-Schulman 症候群	149

V

vWF 切断酵素	146

W

Western blot 法	**128**, 131

Y

有核赤血球	51
融合遺伝子，BCR-ABL	74
溶血クリーゼ	38
溶血性尿毒症症候群（HUS）	146, 148
溶血性貧血	3, 29, 31, 146
溶血性貧血の診断基準	32, 38
溶血性貧血の病型分類	29
葉酸	12, 16, 17, 88

Z

舌乳頭萎縮（Hunter 舌炎）	14
前白血病状態	53
造血幹細胞	23
造血幹細胞移植	63, 92, 101, 110
造血幹細胞移植，同種	75
続発性 AIHA	31
13q 欠失	122
15，17 転座	68

疾患名目次

Ⅰ. 赤血球編
- CASE 1　鉄欠乏性貧血 ……………………………………………… 1
- CASE 2　巨赤芽球性貧血 …………………………………………… 9
- CASE 3　再生不良性貧血 …………………………………………… 19
- CASE 4　自己免疫性溶血性貧血 …………………………………… 27
- CASE 5　発作性夜間血色素尿症 …………………………………… 35
- CASE 6　真性赤血球増加症 ………………………………………… 41

Ⅱ. 白血球編
- CASE 1　骨髄異形成症候群 ………………………………………… 49
- CASE 2　急性骨髄性白血病 ………………………………………… 57
- CASE 3　急性前骨髄球性白血病 …………………………………… 65
- CASE 4　Ph/BCR-ABL 陽性急性リンパ性白血病 ………………… 71
- CASE 5　成人 T 細胞性白血病 ……………………………………… 77
- CASE 6　慢性骨髄性白血病 ………………………………………… 85
- CASE 7　慢性リンパ性白血病 ……………………………………… 95
- CASE 8　濾胞性リンパ腫 …………………………………………… 103
- CASE 9　血管免疫芽球性 T 細胞リンパ腫 ………………………… 111
- CASE 10　多発性骨髄腫 ……………………………………………… 117
- CASE 11　後天性免疫不全症候群 AIDS …………………………… 125

Ⅲ. 血小板・出血・凝固編
- CASE 1　特発性血小板減少性紫斑病 ……………………………… 133
- CASE 2　血栓性血小板減少性紫斑病 ……………………………… 143
- CASE 3　血友病 ……………………………………………………… 151

編著者略

■ 尾 崎 由 基 男

昭和52年東京大学医学部医学科卒業，昭和62年山梨医科大学検査部講師，平成9年山梨大学医学部臨床検査医学教授。

■ 小 松 　 則 夫

昭和56年新潟大学医学部卒業，昭和61年自治医科大学血液科病院助手，平成元年理化学研究所国際フロンティア研究員，平成2年ニューヨーク血液センターに留学，平成4年自治医科大学血液科講師，平成12年同助教授，平成16年山梨大学医学部血液内科教授。

■ 戸 川 　 　 敦

昭和41年東京大学医学部卒業，昭和49年東大文部教官助手，昭和53年川崎医科大学内科助教授，昭和60年国立病院医療センター内科医長，平成7年国立国際医療センター臨床検査部長，平成11年国立甲府病院長，平成16年山梨大学臨教授，国立病院機構甲府病院名誉院長。

ⓒ2006　　　　　　　　　　　　第1版発行　2006年2月15日

血液内科
　　ケーススタディ

（定価はカバーに表示してあります）

検印省略

編　著　　尾　崎　由　基　男
　　　　　小　松　　　則　夫
　　　　　戸　川　　　　　敦

発行者　　　服　部　秀　夫
発行所　株式会社　新興医学出版社
〒113-0033　東京都文京区本郷6丁目26番8号
電話　03（3816）2853　　FAX　03（3816）2895

印刷　株式会社 藤美社　　ISBN4-88002-482-1　　郵便振替　00120-8-191625

- 本書の複製権・翻訳権・譲渡権・公衆送信権（送信可能化権を含む）は株式会社新興医学出版社が所有します。
- JCLS 〈(株)日本著作出版権管理システム委託出版物〉
本書の無断複写は著作権法上での例外を除き禁じられています。複写される場合は，その都度事前に(株)日本著作出版権管理システム（電話 03-3817-5670，FAX 03-3815-8199）の許諾を得てください。